Psychische Gesundheit und Irreseyn in ihren Uebergängen.

Ein Versuch zur nähern Ergründung zweifelhafter Seelenzustände, für Kriminalisten und Gerichtsärzte.

Von

Dr. Karl Hohnbaum,

Herzogl. Sachsen-Meiningenschem Medicinalrathe.

Berlin,
Druck und Verlag von G. Reimer.
1845.

Non existimandus est operam suam temere impendere, qui id ipsum experiatur, quod se assequi posse diffidat. Meo quidem sensu excusatius peccant, qui verum frustra, quam qui prorsus non inquirunt.

Platner.

Vorrede.

Indem ich diese kleine Schrift der Beurtheilung der Aerzte und Psychologen übergebe, verhehle ich mir eben so wenig die Mißbilligung, der ich mich von Seite mancher Psychiatriker durch meine, ihren Ansichten widerstrebenden Behauptungen aussetze, als die Schwierigkeiten, die mit der Aufrechthaltung dieser Behauptungen verbunden sind. Ich habe nämlich zu erweisen gesucht, daß die verschiedenen Thätigkeiten der menschlichen Seele und des menschlichen Gemüths, wie der organische Leib, verschiedenen Graden des Erkrankens ausgesetzt sind; daß der Begriff der Seelen- und Gemüthsstörungen einen weitern Kreis umfasse, als man bisher anzunehmen geneigt war; daß, wie in der körperlichen, so auch in der geistigen und gemüthlichen Sphäre nur eine relative Gesundheit angenommen werden könne, und daß üble Gewohnheiten, Eigenheiten, Bizarrerien und andere geistige und gemüthliche Aberrationen als krankhafte Erscheinungen der Psyche zu betrachten sind, die zuweilen die Unterlage der eigentlichen Seelenstörungen bilden, unter begünstigenden Umständen aber auch in sie übergehen können.

Ich habe ferner keinen Anstand genommen, auch die Leidenschaften den gemüthlichen Aberrationen zuzuzählen. Sie haben mit den geistigen Aberrationen Das gemein, daß die Anlage dazu angeboren seyn kann, daß ihre Entwicklung durch fehlerhafte Erziehung und andere ungünstige Verhältnisse gefördert wird, daß sie bis zu einem gewissen Punkt unter der Herrschaft des Willens stehn, wenn sie aber diese Gränze überschritten, die Willenskraft überwältigen und vermöge des Gesetzes der Gewohnheit dem Menschen zur andern Natur werden, so daß er für die daraus hervorgehenden Handlungen nicht mehr als zurechnungsfähig betrachtet werden kann.

Ich bin weit entfernt, mich der schmeichelhaften Hoffnung hinzugeben, dieses Thema erschöpft oder, wie man zu sagen pflegt, den Nagel auf den Kopf getroffen zu haben. Ich verschweige mir nicht, daß sich meinen Behauptungen manche gewichtige Gegengründe werden entgegen stellen lassen; ja, ich würde es selbst verschmerzen können, wenn mir ein übelwollender Kritiker wegen meiner Ansichten einen Platz unter einer der Classen von Geistesgestörten anweisen wollte, die ich in meiner Schrift zu skizziren versucht habe; nur das kleine Verdienst erlaube man mir zu beanspruchen, einen Gegenstand angeregt zu haben, dessen Wichtigkeit für die Erkenntniß der menschlichen Seele sowohl, als für die gerichtliche Medicin gewiß Niemand in Zweifel ziehen wird.

Jede billige Beurtheilung, ja selbst eine gründliche Widerlegung soll mir willkommen seyn, denn was ich suche, ist — Wahrheit!

Hildburghausen, im Juni 1845.

Der Verfasser.

§. 1.

Jeder, der sich mit dem großen und weisen Haushalt der Natur etwas vertraut gemacht hat, muß auch die Wahrnehmung gemacht haben, daß sie in der Anordnung ihrer manchfaltigen Formen keine strengen Gränzen beobachtet, wie sie ihre Ausleger, die Menschen, ziehen, sondern zwischen ihre verschiedenen Reiche, Classen und Ordnungen immer einzelne Glieder einzuschieben pflegt, die Uebergangsformen bilden und Merkmale zeigen, welche einem und dem andern Naturreich, einer und der andern Classe u. s. w. gemeinschaftlich zukommen. So giebt es Uebergangsformen zwischen Pflanzen und Thieren, zwischen einzelnen Thierclassen und Ordnungen u. s. w.

Auch die anormalen Zustände lebender Wesen, die Krankheiten, machen hiervon keine Ausnahme. Auch der kranke Zustand ist von dem gesunden nicht strenge abgeschlossen und es giebt auch hier Zwischenzustände, die einen allmäligen Uebergang des einen in den andern bezeichnen und entweder mehr auf Seite der Krankheit oder der Gesundheit neigen. Solche Zwischenzustände sind z. B. die verschiedenen Krankheitsanlagen, die, obgleich sie noch nicht zu den abnormen Zuständen gerechnet werden können, doch die Fähigkeit des Organismus bezeichnen, dergleichen Zustände in sich zu entwickeln. Aehnliche Zustände sind ferner die, welche wir mit dem Namen: Unpäßlichkeit, Kränklichkeit belegen. Es sind Zustände, bei welchen das Zünglein in der Wage noch zwischen Gesundheit und Krankheit hin und her schwankt, bald mehr auf die eine, bald auf die andere Seite sich neigend; bei welchen der in diesen Zwischenzustand versetzte Mensch entweder selbst die Schwankung wahrnimmt und gemeiniglich mit den Worten bezeichnet: er sey nicht gesund, nicht krank, oder wo die beginnende Störung von ihm selbst nicht, wohl aber von Anderen wahrgenommen und an Veränderungen der Physiognomie, der Hautfarbe, des Benehmens u. s. w. erkannt wird.

Der letztere Zustand ist ein Vorläufer vieler Krankheiten und seine Dauer beschränkt sich zuweilen nicht etwa blos auf Tage und Wochen, sondern auf Monate und Jahre.

Es giebt Menschen, denen der Stempel der Krankheit lange vor dem eigentlichen Erkranken so deutlich aufgedrückt ist, daß eben kein kunstverständiges Auge dazu gehört, ihn zu erkennen; oft aber verbergen sich die tiefsten und schwersten Leiden innerer Organe hinter scheinbar unbedeutenden äußeren Merkmalen, wie sie nur ein geübter und erfahrener Sinn wahrzunehmen vermag.

Krankhafte Gefühle endlich, obwohl sie schon in den Kreis anormaler Lebenszustände gehören, werden durch längere Dauer und Gewohnheit so zur andern Natur, daß sie, insbesondere bei Individuen, die geringe Sensibilität besitzen und von Jugend auf an eine härtere Lebensweise gewöhnt sind, kaum als krankhaft percipirt werden und es bei nachfolgenden Krankheiten dem Arzte oft schwer wird, sie zur Vervollständigung des Krankheitsbildes aufzuspüren.

Ueberhaupt aber gehört bei manchen krankhaften Zuständen ein gewisser Grad von Bildung dazu, um sie für Das zu nehmen, was sie sind, und es sind mir in meinem praktischen Leben Fälle vorgekommen, wo ich durch die Gleichgültigkeit und Unwissenheit mancher Menschen über ihren

Körper und seine Krankheitszustände wahrhaft in Erstaunen versetzt worden bin. So z. B. kam mir ein Kranker zur Beobachtung, der bereits lange an Diabetes mellitus litt, ohne auch nur eine Ahnung davon zu haben; ein Anderer, der, obgleich längst über die Pubertätsentwickelung hinaus, in ascetische Betrachtungen verloren, nie eine Spur einer Geschlechtsregung in sich wahrgenommen hatte und als vollkommen impotent betrachtet werden mußte u. s. w. Gewiß sind andern Aerzten wie mir Fälle von Krankheiten edler Organe z. B. des Gehirns, des Herzens u. s. w. begegnet, von deren Gegenwart sie sich, nach genauer diagnostischer Untersuchung, auf das Unzweifelhafteste überzeugten, während die daran Leidenden kaum einige oder vielleicht gar keine Gefühle hatten, die sie ein so schweres Leiden vermuthen ließen.

§. 2.

Nicht umsonst hat die gütige Vorsehung in so vielen Krankheiten des Menschen den Schmerz zum Wächter aufgestellt, zur Erinnerung daran, da Hülfe zu suchen, wo es noch Zeit ist, solche zu finden. Die meisten Krankheiten begleiten daher auch schon bei ihrem Beginnen dergleichen schmerzhafte, unangenehme, belästigende Gefühle, denen der Mensch wo möglich zu entrinnen sucht.

Aber es giebt eine Classe von Krankheiten, wo diese schmerzhaften Gefühle fehlen oder wo, wenn sie auch vorhanden seyn sollten, sie nicht als schmerzhafte percipirt werden oder aber die Fähigkeit, sie Anderen durch Worte und Geberden kund zu geben, fehlt. Ich meine die sogenannten Geisteskrankheiten. Es gehört grade zum Wesen, wenn nicht aller, doch der meisten dieser Krankheiten, daß der Kranke nicht weiß, daß er krank ist und daher weit entfernt, sich über seinen kranken Zustand zu beklagen und Hülfe und Linderung dagegen zu suchen, vielmehr sich allen Heilversuchen widersetzt und, sich auf sein gutes Recht, als Gesunder berufend, allen Beschränkungen seiner Freiheit standhaft entgegen tritt.

Schon in diesem Mangel des subjectiven Gefühls der Krankheit liegt eine große Schwierigkeit ihrer Erkenntniß in besonderen Fällen, und es ist fast in jedem einzelnen dem Arzte der Beweis zugeschoben, durch andere Gründe darzuthun, daß Das wirklich sey, was der Kranke negirt, ja, was vielleicht Andere, die nicht so tief in das Wesen der Krankheit und des Kranken eingedrungen sind, als der Arzt, gleichfalls negiren. Alles was sonst aus den Klagen des Kranken zur Feststellung der Diagnose entnommen werden kann, fehlt hier; der Arzt muß gleichsam den Kläger und Richter in *einer* Person machen.

Aber zu dieser Schwierigkeit tritt noch eine andere, nicht weniger wichtige hinzu. Die Gränze zwischen Seelen-Gesundheit und Krankheit ist keine scharfgezogene; es giebt auch hier Mittelzustände, von denen man nicht weiß, gehören sie der einen oder der andern Seite des Lebens an, steht der Mensch, um dessen Beurtheilung es sich hier handelt, noch auf dem Gebiete der Gesundheit oder schon auf der Schwelle in das der Narrheit, oder aber ist er schon zum Bürger des Irrenhauses vollkommen reif.

Endlich aber giebt es krankhafte Seelenzustände des Menschen, über die uns zwar bei genauerer Forschung und Ergründung kein Zweifel bleibt, daß sie den krankhaften beizuzählen sind, allein die Ergründung selbst ist oft bei allem Scharfsinn und aller Erfahrung des untersuchenden Arztes, mit den allergrößten Schwierigkeiten verbunden und selbst dem gewandten und mit diesem Gegenstande vertrauten Irrenarzte können Fälle begegnen, wo er lange unschlüssig bleibt, ob er den Fall zu den Seelenstörungen rechnen soll oder nicht.

§. 3.

Auf die Wichtigkeit dieses Gegenstandes für den Arzt, den Gerichtsarzt, den Rechtsgelehrten aufmerksam zu machen, verlohnt sich kaum der Mühe. Das nachtheilige Licht, welches auf einen Menschen fällt, den man zu den Wahnsinnigen zählt, die Folgen, die ein solcher krankhafter Zustand, wird sein Vorhandenseyn einmal als constatirt angesehn, für seine Person, für seine Familie, für seine Stellung im Staate, für die menschliche Gesellschaft u. s. w. nach sich zieht, sind zu groß, als daß eine Verwechselung eines Irren mit einem Seelengesunden, und umgekehrt, zu den Dingen gehörte, die man allenfalls zu den verzeihlichen Irrthümern rechnen könnte, und wenn auch hier, wie in allen menschlichen Angelegenheiten, Irrthum möglich ist, so sollte doch kein Arzt in einem gegebenen Falle, über den von ihm ein Urtheil gefordert wird, sein Haupt ruhig niederlegen, bis er sich selbst sagen kann, er habe Alles gethan, was in seinen Kräften stand und was er mit Hülfe der Wissenschaft und Erfahrung habe thun können, um die Wahrheit zu ergründen und sich und Andere vor einem Irrthum und seinen Folgen zu bewahren.

Die Vorzeit hat leider manchen Fall auf dem Gewissen, wo arme, unschuldige Irren, aus Unkenntniß und Nichtachtung ihres Zustandes, dem Schwerte der Gerechtigkeit oder vielmehr Ungerechtigkeit überliefert wurden. Aber Unkenntniß, unzeitige Nachsicht und Schonung sind auch Ursache gewesen, daß man die persönliche Freiheit manches Irren nicht zeitig genug beschränkt und es ihm dadurch möglich gemacht hat, sein und Anderer Leben und Wohlfahrt zu gefährden. In neuren Zeiten ist nun zwar die Möglichkeit solcher Mißgriffe sehr beschränkt worden; man hat die Wissenschaft der Seelenheilkunde auf eine Stufe erhoben, wie zuvor noch nie geschehen, man hat ihr auf Akademien Lehrstühle und Kliniken errichtet; unsere Gerichtshöfe sind aufmerksamer geworden auf zweifelhafte Zustände und hüten sich wenigstens vor schnellen Urtheilssprüchen, bevor sie nicht Aerzte um ihre Meinung befragt haben; unsere Gerichtsärzte untersuchen genauer und nehmen es in der Begründung ihrer Urtheile schärfer; unsere Irrenheilanstalten sind freundlicher und zweckmäßiger eingerichtet, so daß sich Verwandte und Freunde weniger scheuen, ihnen ihre Irren anzuvertrauen u. s. w. Allein dessen ohngeachtet möchte ich nicht behaupten, daß nicht noch Fälle vorkommen, wo Menschen mit kranken Seelenzuständen für Gesunde genommen werden und umgekehrt.

§. 4.

Seit Jahren schon habe ich solchen Fällen meine besondere Aufmerksamkeit zugewendet und meine dreifache Stellung als praktischer Arzt, Gerichtsarzt und Vorstand einer kleinen Irrenanstalt dazu benützt, diejenigen unter ihnen scharf ins Auge zu nehmen, wo das Urtheil unsicher und schwankend ist und die zur Motivirung eines solchen Urtheils erforderlichen Gründe wegen Dunkelheit und Trüglichkeit der Erscheinungen schwer aufzufinden sind. Ich würde mir es zum großen Verdienste anrechnen, wenn ich durch diese Forschungen dahin gelangt wäre, allgemeine Grundsätze aufzustellen, nach denen man sich in der Beurtheilung solcher Fälle zu richten vermöchte, wenn ich gewisse Erscheinungen angeben könnte, an denen man sie immer erkennen und den irren Zustand von dem gesunden unterscheiden könnte. Allein einer solchen Aufgabe halte ich mich nicht gewachsen und wenn ich mich auch einer größeren Fertigkeit in der Erkenntniß und

Beurtheilung solcher Fälle, wie ich mir sie durch schärfere Beobachtung erworben, rühmen dürfte, so würde mir es doch nicht gelingen, davon auch Anderen Rechenschaft zu geben, und Das, was mir zu jener Fertigkeit verhilft, zum Bewußtseyn zu erheben.

Man erwarte daher in dem Folgenden keine allgemeinen Regeln, welche in allen Fällen zur Begründung eines sichern Urtheils über zweifelhafte Seelenzustände ausreichen. Dergleichen Regeln lassen sich eben so wenig geben, als in der speciellen Therapie Krankheitsbilder aufstellen, welche für alle vorkommenden Krankheitsfälle passen. Die Natur gefällt sich hier in einer Manchfaltigkeit von Formen und der Zufall wirft oft eine Combination von Umständen zusammen, die sich nicht im Voraus berechnen lassen. Es mag daher genügen, hier auf diejenigen Seelenzustände hinzuweisen und sie näher zu bezeichnen, welche eines Theils als Anlage dazu anzusehen sind, theils die Uebergangsstufen dazu bilden und als solche, schon in das Gebiet der Krankheit gehören, auch von Seite des Arztes alle diejenigen Rücksichten nöthig machen, die ihnen als krankhaften Zuständen gebühren. Ich beschränke mich daher in Folgendem darauf 1) zu zeigen, daß es Seelenzustände giebt, die den krankhaften so nahe stehen, daß es in einzelnen Fällen höchst schwierig ist, beide von einander zu unterscheiden; daß demnach die Gränzen zwischen Seelenkrankheit und Seelengesundheit unvermerkt in einander übergehen; 2) werde ich diejenigen kranken Seelenzustände nachzuweisen suchen, in denen die Erkenntniß schwer, der Irrthum leicht und die größte Vorsicht und Umsicht nöthig ist, um in seinem Urtheil nicht fehlzugreifen. Mein ganzes Bestreben dabei wird insbesondere darauf gerichtet seyn, in Aerzten und Rechtsgelehrten die Ueberzeugung zu erwecken, daß es Fälle giebt, wo nur gereifte Erfahrung, hinreichende

Kenntnisse und Scharfsinn entscheiden können, ob wirklich ein irrer Zustand vorhanden ist oder nicht, daß in zweifelhaften Fällen einzelne Reden und Handlungen des Kranken eben so wenig zureichen, als einige Besuche des Arztes und daß endlich in solchen Fällen, wo es sich um Schuld oder Unschuld eines Individuums handelt, doch immer lieber auf die letztere als auf die erstere erkannt werden möge.

Ich leiste damit der gerichtlichen Medicin keinen Vorschub, indem ich, anstatt ihre Competenz in Beurtheilung zweifelhafter Seelenzustände fester zu begründen, vielmehr noch auf eine und die andere ihrer schwachen Seiten in diesem Theile ihres Bereichs aufmerksam mache, ihre Aufgabe höher stelle, als man sie gewöhnlich zu nehmen pflegt und sie mit Schwierigkeiten und Zweifeln belaste, die sie bei einer weniger scharfen Beachtung des Gegenstandes, nicht zu haben scheint, die man übersieht, weil man überhaupt das kranke Seelenleben noch nicht in alle seine möglichen Verzweigungen verfolgt und die Gränze noch nicht genau bestimmt hat, die es von dem gesunden scheidet. Ich habe gegen den Satz nichts einzuwenden, daß Derjenige zurechnungsfähig sey, der im Zustand der vollkommenen Willensfreiheit handele, aber ich halte es für unendlich schwer, in manchen Fällen zu bestimmen, ob ein solcher Zustand vorhanden sey oder nicht, und ich glaube, daß es krankhafte Seelenzustände giebt, wo man ihn mit Unrecht voraussetzt, weil man sie nicht für Das hält, was sie sind und weil man sich bei ihrer Beurtheilung mit Merkmalen begnügt, die zwar für gewöhnlich einen solchen Zustand bezeichnen, aber nicht für alle Fälle ausreichend sind.

Es sollte mir übrigens leid thun, wenn man dabei meinen Bestrebungen die Absicht unterlegte, verbrecherischen Handlungen den Mantel christlicher Liebe umhängen und sie auf

Rechnung krankhafter Seelenzustände setzen zu wollen. Mit einer solchen Absicht in gradem Gegensatze sollen meine Untersuchungen vielmehr dahin führen, die Gränzen zwischen beiden genauer zu bestimmen und dadurch, daß sie die Schwierigkeiten dieser Aufgabe in ein helleres Licht stellen, als es vielleicht bis daher geschah, zu größerer Anstrengung in Lösung derselben zu ermuntern. Es soll jedem Gebiete bleiben, was ihm gehört, aber man möge in jedem einzelnen Falle sich nicht mit der Anwendung allgemeiner Regeln begnügen, wie sie die gerichtliche Medicin vorschreibt, sondern bei der Beurtheilung desselben sich alle möglichen Abweichungen vergegenwärtigen, denen das Seelenleben ausgesetzt ist und sich nicht, wie es oft geschieht, durch das Drängen von Gerichtshöfen zu vorschnellen, der gehörigen Reife ermangelnden Urtheilen verleiten lassen. Die menschliche Seele ist kein Naturproduct, das man auf den Träger eines Mikroscops bringen und nach Belieben beschauen kann, das Unergründliche ihres Wesens spricht sich im kranken Zustande nicht weniger aus, als im gesunden und nur ein geistiges Auge vermag in ihre verborgenen Tiefen zu schauen. Ich läugne nicht, daß es Fälle von Seelenstörungen giebt, wo sich das Verkehrte in den Reden und Handlungen des Kranken so deutlich herausstellt, daß weder ein großer Scharfsinn des Arztes noch ein langer Verkehr mit dem Kranken dazu gehört, um ihn als Das zu bezeichnen, was er ist. Aber es giebt andere Fälle, wo das Urtheil großen Schwierigkeiten unterliegt, wo der Schein ganz gegen das Vorhandenseyn eines krankhaften Seelenzustandes spricht und ein solcher doch vorhanden ist, wo selbst die Angehörigen und Freunde des Kranken, die mit seinem früheren Betragen und mit seinen Gewohnheiten und Neigungen hinreichend vertraut sind, über seinen gegenwärtigen Seelenzustand nicht aufs Reine kommen können; wo die Absonderung und Absperrung des Kranken, das plötzliche Erscheinen des Arztes u. s. w. einen solchen Einfluß auf sein Benehmen ausübt, daß alle Symptome der Krankheit scheinbar oder wirklich auf längere oder kürzere Zeit verschwunden sind. Mir selbst sind Fälle vorgekommen, wo Kranke, die den Berichten zu Folge notorisch wahnsinnig und kurz vor der Aufnahme in die Irrenheilanstalt noch in einem äußerst aufgeregten Zustand befangen waren, mit dem Eintritt in dieselbe auch nicht eine Spur von Irreseyn mehr an sich wahrnehmen ließen. Auch ist mir ein Fall noch in frischer Erinnerung, wo eine wahnsinnige Frau, zwar im gebesserten aber keineswegs geheilten Zustand aus der Anstalt entsprang, nach dem Ort ihrer Heimath zurücklief und dort ganz gesund ankam und gesund blieb, so daß mir ihre Angehörigen später für ihre Heilung dankten.

§. 5.

Die menschliche Seele und ihre verschiedenen Thätigkeiten sind, insofern sie mit dem Körper zusammenhängen, Veränderungen unterworfen und alle Einflüsse, welche die körperlichen Kräfte zu verändern fähig sind, wirken mittelbar auch auf die Seelenthätigkeiten ein. So kommt es denn, daß diese Seelenthätigkeiten, gleich dem Körper, bald vollkommener, bald unvollkommener erscheinen, und daß einzelne bald stärker, bald schwächer hervortreten. So zeichnet den Einzelnen bald eine hervorstechende Phantasie, bald ein vorzügliches Gedächtniß, bald ein starker Wille u. s. w. aus. So lange diese einzelnen Thätigkeiten nicht einen gewissen Grad überschreiten und zwischen ihnen noch ein gewisses Gleichgewicht besteht, kann dieß nicht Krankheit genannt werden; wird aber eine derselben in solchem Grade übermächtig oder sinkt bis auf ein Minimum herab, so dürfen wir einen solchen Zustand wohl den krankhaften zuzählen. So z. B. giebt es Menschen, die wenn auch nicht blödsinnig, doch einen so geringen Grad von Beurtheilungskraft besitzen, daß wir sie kaum unter die Classe der Gesunden rechnen können; so finden wir ferner Menschen, deren Phantasie eine solche Uebermacht gewonnen hat, daß sie Phantasmen und in der Wirklichkeit nicht bestehende Erscheinungen zu sehen oder in Gemeinschaft mit höhern Wesen zu stehen wähnen, was gleichfalls nur einem krankhaften Zustand zugeschrieben werden muß.

Wenn man auch zugeben muß, daß an diesen krankhaften Zuständen der Seele die körperliche Organisation ihren Antheil hat, so läßt sich doch nicht läugnen, daß in Folge von Erziehung, Gewohnheit, Beschäftigung u. s. w. auch die Seele zur Entwickelung derselben mit beiträgt. Auch ihre verschiedenen Kräfte können im Verlauf des Lebens einseitig ausgebildet werden oder hinter dem normalen Zustand zurückbleiben. Ueberblicken wir die Masse der Menschen, so finden wir bei ihnen die verschiedenen Seelenthätigkeiten auf sehr verschiedenen Stufen der Ausbildung, und es läßt sich nicht verkennen, daß oft einige derselben in einem Grade vorherrschend werden oder zurückbleiben, so daß dabei der gesunde Zustand nicht mehr bestehen kann.

Nicht blos in Irrenhäusern befinden sich dergleichen Seelenkranke, sondern sie sind über die ganze menschliche Gesellschaft verbreitet, bisweilen aber sind ihre geistigen Anomalien so unbedeutend, daß sie leicht übersehen werden; bisweilen hält sie derjenige, dem sie eigen sind, so versteckt, daß sie nicht zur öffentlichen Kunde kommen; bisweilen sind es Eigenheiten, Monomanien, die man dem Kranken wegen anderer vorzüglicher Eigenschaften zu Gute hält oder nicht beachtet, weil sie weder ihm noch Anderen zum Nachtheil gereichen u. s. w. Oft aber sind dergleichen geistige Anomalien auch die Vorläufer vom spätern Wahnsinn.

Ich glaube nichts Ueberflüssiges zu thun, wenn ich es hier unternehme, dem Leser eine Reihe solcher den Geisteskrankheiten verwandter oder schon in das Gebiet der Seelenkrankheiten gehörender Zustände vor Augen zu stellen, und auf die Wichtigkeit derselben für den Seelenarzt hinzuweisen, denn diese Seelenzustände verdienen nicht allein deßhalb unsere ganze Aufmerksamkeit, weil sie zum Theil schon in das Gebiet der Seelenkrankheiten übergreifen oder doch nahe an der Gränze derselben stehen, sondern auch deßhalb, weil sie häufig den Boden bilden, aus dem jene hervorwachsen.

Auch dem Gemüthe sind solche Anomalien eigen. Sie treten auf niederer Stufe als erhöhte Empfindlichkeit, Eigensinn, Starrsinn, Eitelkeit, Unverträglichkeit, Naschhaftigkeit, Mangel an Frohsinn u. s. w. hervor, auf höherer aber als Leidenschaft. Gleich jenen geistigen Anomalien hängen auch diese gemüthlichen enge mit der körperlichen Organisation zusammen. Es bedarf keines Beweises, daß durch krankhafte körperliche Zustände auch die gemüthliche Seite des Menschen Störungen erleidet. Menschen, die von Jugend auf kränklich und schwächlich sind, leiden an Mißmuth, Empfindlichkeit, Aergerlichkeit; sie verlieren die Herrschaft über sich selbst, verkümmern sich und Anderen das Leben und ihre Willenskraft erreicht nie den Grad von Stärke, wie er dem gesunden Menschen eigen ist. Eben so können aber auch Leidenschaften durch mangelhafte Erziehung, Umgang, Beschäftigung, Mißgeschick, böses Beispiel u. s. w. erregt und genährt werden. Ja die Leidenschaften können bei schwacher Willenskraft und unter andern sie begünstigenden Verhältnissen zu einer solchen Höhe emporwachsen, daß der Mensch die Herrschaft über sie gänzlich verliert, daß sie ihm zur Gewohnheit und andern

Natur werden und er ihrer Macht willenlos unterliegt. Der Mensch, auf diesem Punkte angelangt, folgt seinen sinnlichen Trieben gleich dem unvernünftigen Thiere und es ist wenigstens noch zweifelhaft, ob er in diesem Zustande nicht dem Wahnsinnigen ganz gleich steht.

§. 6.

So wie es kranke Seelenzustände giebt, die für gesunde gehalten werden können, so kommen umgekehrt auch solche vor, bei denen man sehr unrecht thun würde, wenn man Menschen, die denselben unterworfen sind, gradehin für Irre erklären wollte. Närrische Gewohnheiten, eigenthümliche Phantasien u. s. w. machen noch keinen Narren, obwohl man Menschen, die mit solchen Eigenthümlichkeiten begabt sind, im gewöhnlichen Leben häufig diesen Namen beilegt. Aber die Gränze zwischen beiden Zuständen ist oft schwer zu ziehen, und es führt eine Scala von den eigenthümlichen und sonderbaren Gewohnheiten durch Phantasterei und dem, was der Engländer Spleen nennt, unvermerkt bis zum Wahnsinn hinauf.

Obwohl dergleichen Eigenthümlichkeiten zuweilen die Anlage bilden, aus welchen der wirkliche Wahnsinn hervorkeimt, so ist dieß doch nicht immer der Fall und es giebt Menschen genug, die zeitlebens als närrische Gesellen gelten, ohne deßhalb jemals wirkliche Narren zu werden, während Leute von hoher Verstandesbildung ohne jene Eigenheiten, oft in Wahnsinn verfallen.

Bei der Untersuchung irrer Seelenzustände kommen aber dergleichen Sonderbarkeiten sehr in Betrachtung, wo sie vorhanden sind, es sey nun, um sie von wirklichen Seelenstörungen zu unterscheiden oder zu ermitteln, ob sie als Symptome einer solchen Störung oder nur als Zufälligkeiten anzusehen sind, die zwar vor der Krankheit vorhanden waren, aber mit ihr in keinem wesentlichen Zusammenhang stehen.

§. 7.

So verlohnt es sich denn wohl der Mühe, alle diejenigen, von der Norm abweichenden Erscheinungen des Seelen- und Gemüthslebens, welche entweder schon dem Gebiete der Seelenstörungen angehören, deren Erforschung und Constatirung aber mit mehr oder weniger Schwierigkeiten verbunden ist, oder welche noch nicht den Namen: Seelenstörungen verdienen, aber mehr oder weniger an sie gränzen oder ihre Basis bilden und in sie übergehen können, etwas näher ins Auge zu fassen.

Es handelt sich dabei um sehr verschiedene Zustände. Ich mache mit den eigenthümlichen Gewohnheiten den Anfang.

§. 8.

Es wird Manchem übertrieben und lächerlich vorkommen, wenn ich behaupte, daß fast kein Mensch von solchen eigenthümlichen Gewohnheiten und Sonderbarkeiten frei ist, wenn gleich der eine mehr, der andere weniger. Bei dem Einen treten sie mehr in Geberden, bei dem Anderen in Reden und bei dem Dritten in Handlungen auf. Menschen, welche die Gewohnheit angenommen haben, einen oder mehrere Gesichtsmuskeln auf verschiedene Weise spielen zu lassen, oder wie man im gemeinen Leben zu sagen pflegt, Gesichter zu schneiden, die Augenlieder krampfhaft zu schließen, bei jeder Phrase einmal auszuspucken, sich zu räuspern, einen unartikulirten Laut vernehmen zu lassen u. s. w. sind wohl den meisten meiner Leser vorgekommen. Ich selbst habe einen jungen Mann gekannt, der als ein wahrer Virtuos eines solchen Geberdenspiels gelten konnte. Nie war sein

Gesicht in Ruhe, alle Gesichtsmuskeln kamen abwechselnd an die Reihe, so daß man füglich die verschiedenen Verrichtungen dieser Muskeln an ihm hätte studiren können. Im Zustande des Affects kamen selbst die Muskeln der Beine in convulsivische Bewegung. Ein Anderer setzte noch während seiner Universitätsjahre die in der Kindheit angenommene Gewohnheit fort, an dem Finger zu saugen und suchte sich, wenn er in geselligen Kreisen sich befand, irgend ein Fleckchen in einer Fensternische oder sonst wo aus, um ihr unbeobachtet fröhnen zu können. Ein Dritter, ein hochgestellter, ausgezeichneter Staatsmann griff während der geselligen Unterhaltung ein um das andere mal mit dem Zeigefinger hinter das Ohr und führte dann diesen Finger an die Nase. Er hatte nämlich in früheren Jahren einen nässenden, übelriechenden Ausschlag hinter diesem Ohre gehabt, und sich dabei angewöhnt, den hinter das Ohr geführten Finger zu beriechen. Von den sonderbaren Bewegungen der Gliedmaßen bei manchen Menschen kann man sich leicht überzeugen, wenn man öffentliche Tanzplätze und Kegelbahnen besucht. Auch bei Geistlichen auf der Kanzel und bei Docenten auf dem Katheder sind sie zu finden. Semler machte einen Sprung auf sein Katheder wie ein Pudel; Pütter lief im blauen mit Tressen besetzten Rock und schneeweißer Perücke, mit blinzenden Augen und wahrem Katzenbuckel durch die Reihen. Eberhard zupfte stets an seinen großen Augenbraunen. Lichtenberg schlich wie ein Schatten an der Wand hin, um seinen Buckel zu verbergen.

Ludwig XV. zerriß gerne die Manschetten Derer, mit denen er sprach, und der Herzog Ernst Friedrich Carl von Hildburghausen drehte Andern die Rockknöpfe ab, und gab ihnen solche in die Hand.

Ein bekannter Lehrer hatte die Gewohnheit über jede

Thürschwelle zu hüpfen, nicht sie wie andere Menschen zu überschreiten. Wurde er durch irgend ein Hinderniß am Hüpfen gestört, so blieb er lieber außerhalb der Thüre und betrat nicht das Zimmer, zu dem sie führte.

Der Vielschreiber Moriz in Berlin übte sich eine Zeit lang im Stehen auf einem Beine; plötzlich fällt ihm ein, beide Füße in die Luft zu strecken und er fiel auf die Nase. Er schrie und jammerte, daß er beide Füße gebrochen habe, schrieb sogar solches an Mendelsohn, der ihn zum Abendtisch eingeladen hatte; der Wundarzt fand aber Alles im natürlichen Zustande und legte nur zu seiner Beruhigung ein Pflaster auf.

Zu den sonderbaren Redeangewohnheiten mancher Menschen gehören die bekannten Einschiebungs-Phrasen: „sagt ich, sagt er,“ oder: „hab ich gesagt, hat er gesagt,“ wie sie besonders in Oestreich häufig gehört werden, ferner: „das heißt,“ oder: „nämlich, zum Beispiel u. s. w.“ Ein Gelehrter pflegte immer die Worte einzuschieben: „oder vielmehr.“ So z. B. sagte er einst, als von einem andern Gelehrten die Rede war: „O, der ist mein guter Freund, oder vielmehr er ist nicht mein Freund, sondern ich habe ihn gut gekannt, oder vielmehr ich habe ihn nicht persönlich gekannt, sondern ich bin mit ihm in Correspondenz gewesen.“

Ein anderer bekannter Gelehrter und Professor schob während seiner akademischen Vorträge immer die Worte ein: „sintemal und dem also.“ Ein Aufseher der Carlsakademie zu Stuttgart hatte sich gewöhnt zu sagen: „Eins oder das Andere, wie es denn auch nicht anders ist.“ Ein Schullehrer, der überall sein Unten und Oben anzubringen pflegte, brachte es auch bei seinem Heirathsantrage an: „ich bin resolvirt, mich in den heiligen Ehestand zu verfügen unten und oben, da das Alleinseyn von Gott nicht für gut erklärt und überhaupt peinlich ist unten und oben; — so will ich hiermit mein Herz der ehrsamen, tugendhaften Jungfer Susanna Maria angetragen haben, denn sie steht mir an von unten und oben und ich werde gewiß, falls sie mich mit einer huldvollen Resolution erfreut, nach Vergnügen Alles für sie thun unten und oben." Das sonderbarste Beispiel einer solchen Rede-Angewöhnung aber erzählte mir mein verstorbener Vater. Ein Bauer nämlich, den er selbst kannte, hatte die Gewohnheit, während der Rede immer die unsinnige Floskel einfließen zu lassen: „Sotten do des denn hin und wieder und dergleichen." Lachten die Zuhörer, was begreiflicher Weise nicht ausbleiben konnte, so pflegte er dann wohl zu sagen: „Ich weiß wohl, warum Ihr lacht," aber in der nächsten Minute hatte sich schon wieder die verkrüppelte Phrase auf die Lippe gedrängt.

§. 9.

Eigenthümliche Geberden, Sonderbarkeiten im Benehmen, in der Haltung des Körpers, im Gange, in der Sprache, Affecten, Leidenschaften u. s. w., die bei manchen Menschen zur Gewohnheit geworden sind, erben nicht selten auch auf die Kinder fort. Wie sich der Körperbau und manche Anlagen zu Krankheiten, z. B. zur Lungensucht, zum Schlagfluß, zur Wassersucht, zu Gicht und Hämorrhoiden u. s. w. von Eltern auf die Kinder übertragen, so geschieht dieß ohne Zweifel auch mit Eigenschaften der intellectuellen und gemüthlichen Sphäre. Schon bei Thieren finden sich hierzu hinreichende Belege. Nicht allein die äußere Gestalt, sondern auch das Temperament, die Gelehrigkeit und Fügsamkeit trägt sich von Hengsten und Stuten auf ihre Kinder über und unsere Jäger wissen gar wohl, daß junge Hunde, die von gut abgerichteten Eltern erzeugt worden sind, sich leichter zur

Jagd dressiren lassen, als solche, bei denen dieß nicht der Fall ist. Aber auch Fehler und Unarten erben fort. Einer unserer ausgezeichnetsten Beobachter der thierischen Natur, Herr Hausmann, Direktor der Thierarzneischule in Hannover, schreibt mir darüber Folgendes: „Ihre Anfrage, in wie ferne sich die geistigen Eigenschaften bei Thieren auf die Nachkommenschaft forterben, kann ich dahin beantworten, daß sich bei Pferden Temperament und Gewohnheiten völlig so vererben, als körperliche Beschaffenheiten. Es bietet der hiesige Marstall viele Gelegenheit, dergleichen Erfahrungen zu sammeln, wovon folgende als Beispiel dienen können. Strangschlagen ist allgemein als erblich beobachtet, andere Bosheiten desgleichen. Wir hatten im Gestüte eine englische Stute, Juno, die so boshaft und angewöhnisch war, daß sie nie zum Dienste, weder zum Reiten noch zum Fahren, gebraucht werden konnte. Zwei ihrer Töchter waren ebenso, andere Füllen etwas besser und ein Hengst von ihr wirklich fromm zu nennen. Von Fällen wo eigenthümliche Manieren und Gewohnheiten sich vererbten, kann Folgendes als Beispiel dienen: Ein Beschäler im Marstalle, Nobelman, fuhr schreckhaft zurück und riß dabei nicht selten das Halfter ab, wenn ihm das Heu auf die Raufe gesteckt wurde. Ein Sohn von diesem Hengste, young Nobelman, der hier im Marstall als Landbeschäler alt geworden war, hatte ganz diese Gewohnheit ererbt und behielt sie durch sein ganzes Leben. Der verstorbene Direktor Havemann, mein Vorgänger an hiesiger Thierarzneischule, kannte im Marstalle einen Beschäler, der die Gewohnheit hatte beim Misten sein Hintertheil auf den Rand der Latirwand seines Nachbars zu drängen und so den Mist in des Nachbars Streu abzusetzen, und ein Sohn dieses Pferdes hatte ganz dieselbe, fast beispiellose Gewohnheit angenommen.“

Bei den Menschen erben dergleichen Gewohnheiten oft in einem Grade fort, daß das Kind, wenn es bis zu einem gewissen Alter fortgeschritten ist, nur die wiederauflebende Copie des Vaters oder der Mutter zu seyn scheint. Ich kenne einen Prediger, der im Gange, im Ton und Pathos der Rede, in der Gesticulation u. s. w. seinem gleichfalls als Prediger verstorbenen Vater so ähnlich ist, wie ein Ei dem andern. Einer meiner Verwandten erinnert sich noch recht gut, daß er als Kind die üble Gewohnheit hatte, die beiden Ellbogen auf den Tisch und beide Hände unter das Kinn zu stützen und deßhalb oft von seinem Vater getadelt wurde. Sein ältester Knabe, ihm unter allen seinen Kindern körperlich und geistig der Aehnlichste, hat dieselbe üble Gewohnheit angenommen, während alle Uebrigen davon frei geblieben sind. — Ein Knabe, der sich durch sein gutes folgsames Betragen die Liebe seiner Mutter wie seines Lehrers im hohen Grade erworben hatte, kam auf einmal in den Verdacht kleiner Diebstähle, von denen sich doch erwies, daß ihnen keine eigennützigen Absichten zu Grunde lagen. So z. B. hatte er einem Nachbar eine Hacke entwendet und sie auf dem Boden seiner Wohnung in ein Faß gesteckt, desgleichen hatte er Jemanden einen Topf weggenommen und ihn irgendwo im Hause versteckt. Zur Verantwortung gezogen, gestand er sofort sein Vergehen unter vielen Thränen ein. Sein Lehrer wußte diesen Hang zum Entwenden mit seinen übrigen guten Eigenschaften nicht in Einklang zu bringen, seine Mutter aber versetzte er in große Betrübniß. Wunderbarer Weise ergab es sich, daß sein verstorbener Vater sich mehrere Diebstähle hatte zu Schulden kommen lassen und im Zuchthause gestorben war, als jedoch der Knabe erst ein Jahr alt war.

Selbst kleine Angewohnheiten, als: die Art und Weise

der Verbeugung, die Haltung beim Lesen oder Schreiben, beim Schnupfen einer Prise Taback u. s. w. habe ich auf ähnliche Weise forterben sehen.

Auch von Vererbung der Gemüthsart und der Leidenschaften kommen zahlreiche Beispiele vor. So kannte ich eine Dame, welche ihre Sparsamkeit so weit trieb, daß sie jede Kleinigkeit, die sie im Hause fand, sorgfältig aufhob und so eine Menge unnöthiger Gegenstände aufgespeichert hatte, von denen sie nie im Leben Gebrauch machen konnte. Ihr Sohn fiel, als er erwachsen war, in denselben Fehler. Von 10 Kindern eines der Trunkenheit ergebenen Vaters wurden 6, unter denen auch eine Tochter, gleichfalls trunksüchtig, ohngeachtet mehrere dieser Kinder ihren frühe verstorbenen Vater kaum gekannt hatten.

Es läßt sich zwar nicht läugnen, daß Gewohnheiten und Leidenschaften nicht immer durch Vererbung von Eltern auf Kinder sich fortpflanzen, sondern auch auf dem Wege des Beispiels und der Nachahmung mitgetheilt werden, allein in Fällen, wo Kinder ihre Eltern frühzeitig verlieren oder auf andere Weise von ihnen entfernt werden und jene Gewohnheiten und Leidenschaften doch annehmen, ist es wohl erlaubt, an eine solche Vererbung zu glauben. Daß es aber dergleichen Fälle gebe, lehrt die tägliche Erfahrung.

Ob intellectuelle und gemüthliche Eigenschaften auch von Säugammen auf ihre Säuglinge übertragen werden können, ist zwar durch Erfahrung noch nicht erwiesen, aber doch sehr wahrscheinlich. Der allgemeine Volksglaube spricht dafür und mir selbst ist ein Beispiel vorgekommen, welches wenigstens sehr auffallend ist, wenn es auch als einzelnes die Sache noch nicht außer Zweifel setzt. Ein sehr rechtlicher, ordnungsliebender Mann zeugte mit seiner eben so braven Frau vier Kinder. Drei derselben, welche die Mutter selbst stillte, wurden an Biederkeit und Bravheit des Charakters den Eltern ganz gleich. Der zweite Sohn aber mußte wegen Krankheit der Mutter einer höchst leichtsinnigen und liederlichen Amme übergeben werden. Dieser Sohn nun, obgleich mit seinen übrigen Geschwistern mit der größten Sorgfalt, Liebe und Aufmerksamkeit erzogen, wurde doch das vollkommene Ebenbild seiner Amme. Alle Künste der Erziehung, alle Mittel und Wege, seinen Leichtsinn und seinen Hang zur Liederlichkeit zu zähmen, schlugen fehl und der bekümmerte Vater war endlich genöthigt, ihn nach Amerika zu schicken.

§. 10.

Selbst der sich in gewissen eigenthümlichen Schranken haltende, gleichbleibende Charakter einzelner Nationen und Corporationen weist auf eine solche Vererbung hin. So wie man durch erkünstelte Vermischung und Fortpflanzung mancher Thierarten gewisse physische Eigenschaften vererben und sie gleichsam typisch machen kann, so wie sich z. B. der Engländer eine eigene Sorte leichter Renner oder schwerer Kohlenpferde und unter dem Rindvieh eine Art Stiere erzieht, die gute und fette Lendenbraten liefert, so wie ferner Fleischerhunde, deren Voreltern man durch mehrere Generationen die Schwänze abgehauen, endlich schwanzlose Junge gebären, so scheinen sich auch, unter begünstigenden klimatischen und andern Verhältnissen nach und nach geistige und gemüthliche Eigenschaften fortzupflanzen und allmälig das Eigenthum ganzer Nationen zu werden. Durch die Unterdrückung der Colonisten ist das vormals sanfte, zutrauliche und nicht unternehmende Hirtenvolk der Buschmänner eine wandernde Horde trotziger, mißtrauischer und rachsüchtiger, an Sitten und Neigungen den wilden Thieren ähnlicher,

Räuber geworden, bei denen bis jetzt alle Versuche zur Civilisation fruchtlos gewesen sind. Der Eskeimaux bleibt seit Jahrhunderten immer derselbe abergläubische, der Vielweiberei ergebene Volksstamm, der seine Frauen und Töchter als Geschöpfe anderer Art betrachtet, über die er nach Vergnügen schalten und die er ohne Schaam preisgeben kann, und einer mündlichen Mittheilung des Herrn von Vartius zufolge sind die Botokuden eine so unfügsame, für höhere Gefühle und Bildung so durchaus unzugängliche Menschenraçe, daß dieser Naturforscher jeden Versuch, sie zu civilisiren, für verlorene Mühe hält.

Nicht weniger zeichnen sich civilisirte Nationen durch Eigenthümlichkeiten des Charakters aus, die durch allen Wechsel der Zeiten und durch allen Wandel des Schicksals nicht verwischt werden können. Das leichtfertige, frivole Wesen der Franzosen, das schweigsame, trockne und stolze der Engländer, das feurige, jähzornige und hinterlistige der Italiener, das ernste, treue, beharrliche der Teutschen sind zu stehenden Typen geworden, die seit Jahrhunderten bestanden und auch hinfort immer bestehen werden. Wer übrigens daran zweifeln sollte, daß dergleichen nationelle Eigenthümlichkeiten in den Fähigkeiten und Charakteren der Menschen sich von den Eltern auf die Kinder vererben, der vergleiche z. B. nur einmal Kinder der Franzosen und Teutschen in ihren Spielen, in ihren Schulen u. s. w.

Eines der sprechendsten Beispiele für eine solche Vererbung der geistigen Anlagen und Gemüthstriebe aber liefern die Juden. Ausgerüstet mit manchfaltigen Fähigkeiten bleibt dieser merkwürdige, versprengte Volksstamm unter allen Verhältnissen und unter allen ihm an Sitten und Charakter ungleichen Nationen immer derselbe, schlau, seinen Vortheil stets im Auge, betrügerisch und furchtsam, aber auch fleißig, regsam, begnügsam und enthaltsam in sinnlichen Genüssen. Kaum ist der Judenknabe den Windeln entwachsen, so speculirt er schon auf des Christen Beutel und zählt mit lüsternem Auge die paar Pfennige, die er sich erworben.

Gewisse Fähigkeiten gehen dem Juden ganz ab, z. B. die des Tonsinns. In öffentlichen Schulen und Seminarien, in denen Juden und Christen gemeinschaftlichen Unterricht erhalten, stehen die ersteren gegen die letzteren in den Gesangübungen immer weit zurück, ja es giebt deren, die auch nicht eine Intervalle rein zu singen im Stande sind. Die gefeierten Tonkünstler Mendelsohn-Bartholdi und Meyerbeer sind seltene Ausnahmen einer allgemeinen Regel.

§. 11.

Zur Uebertragung von gewissen Verstimmungen der Seelen- und Gemüthsthätigkeiten, von bizarren Gewohnheiten, Leidenschaften u. s. w. bedarf es aber nicht immer des Durchgangs durch mehrere Generationen, wie sie sich uns in der Vererbung darstellt. Schon der bloße Umgang und die Nachahmung solcher Anomalien führt sie auch bei Anderen herbei, wenn bei ihnen die dazu erforderliche Empfänglichkeit und Seelenstimmung vorhanden ist, ja es giebt Fälle der Art, die man fast auf keine andere Art, als durch die Annahme einer geistigen Ansteckung erklären kann.

Alles was der Mensch ist, ist er nicht durch sich selbst geworden, sondern zum größten Theil in Verkehr mit Andern und durch Nachahmung Dessen, was ihm durch Ueberlieferung zugekommen ist, so daß Sitten und Gebräuche, Sprache u. s. w. mit einem Worte: der heutige Culturzustand der Menschen sich allmälig und im Lauf der Zeiten als ein Aggregat von manchfaltigen Nachahmungen darstellt, zu denen immer einer und der Andere etwas hinzugethan hat oder wie Herder *) sagt: „Das ganze Gebilde der Humanität hängt durch eine geistige Genesis, die Erziehung, mit seinen (des Menschen) Eltern, Lehrern, Freunden, mit allen Umständen im Laufe seines Lebens, also mit seinem Volk und den Vätern desselben, ja endlich mit der ganzen Kette des Geschlechtes zusammen, das irgend in einem Gliede Eine seiner Seelenkräfte berührte. So werden Völker zuletzt Familien, Familien gehen zu Stammvätern hinauf, der Strom der Geschichte enget sich bis zu einem Quell und der ganze Wohnplatz unserer Erde verwandelt sich endlich in ein Erziehungshaus unserer Familie, zwar mit vielen Abtheilungen, Classen und Kammern, aber doch nach einem Typus der Lectionen, der sich mit mancherlei Zusätzen und Veränderungen durch alle Geschlechter vom Urvater heraberbte." Es ist wohl kaum zu läugnen, daß Clima, Wohnort und andere Umstände, ja wohl selbst der Zufall viel dazu beitragen, wie sich dieser Culturzustand allmälig gestalten soll, die verschiedenartigen Sitten, Gebräuche, Sprachen u. s. w. auf der Erde weisen deutlich darauf hin, daß Anfang und Fortgang der verschiedenen sich durch Nachahmung unter den Menschen verbreitenden Gegenstände nicht bei allen Nationen derselbe gewesen ist. Wie vieles Verkehrte, der Vernunft nicht Entsprechende ist auch nachgeahmt worden und hat sich Jahrhunderte lang erhalten? und wenn sich auch hoffen läßt, daß jede falsche Richtung endlich einmal im Laufe der Zeiten einer bessern Platz machen wird, so läßt sich doch eben so wenig läugnen, daß sich das Verkehrte, Schiefe wenigstens eine Zeit lang durch Nachahmung unter den Menschen fortpflanzen kann und sich insbesondere dann um so üppiger fortpflanzen

*) Ideen zur Philos. der Gesch. d. Menschh. 2 Th. S. 213.

würde, wenn es nicht auch das Wahre und Rechte neben sich hätte. Ich glaube wenigstens, daß wenn man ein Kind in einem Irrenhause unter lauter Narren aufwachsen lassen würde, es diesen vollkommen ähnlich werden und zu einem gewissen Alter gediehen, wohl schwerlich die dort durch Nachahmung aufgenommenen Sitten und Geberden wieder ablegen würde. Man verstehe mich recht, ich meine nicht, daß ein solches Kind durch den Umgang mit Wahnsinnigen gradehin wahnsinnig werden würde, auch bei ihm würden mehr oder weniger Strahlen der Vernunft das Dunkel durchbrechen, mit dem man es absichtlich umgeben hätte, aber zum vollen Lichte würde es nicht gelangen können, es würde in ihm ein dem Wahnsinn verwandter Seelenzustand erzeugt werden, der Typus der Lectionen (um mit Herder zu reden), die es von den Irren empfinge, würde sich seinem ganzen Wesen eben so aufdrücken, wie sich jetzt der vernünftige von Geschlecht zu Geschlecht vererbt. Wenigstens fehlt es nicht an analogen Erscheinungen von der Macht, welche die Nachahmung auf den Menschen ausübt. Man hat z. B. beobachtet, daß Betrüger, welche lange Zeit die Epilepsie nachahmten, endlich wirklich in diese Krankheit verfielen. Jener zehnjährige Knabe, welchen Jäger in Litthauen in einem Walde unter den Bären fanden, biß wie ein Hund um sich und zerkratzte die Leute, als sie ihn fingen, mit seinen Fingernägeln wie ein Bär. Er aß nichts als Bärenfutter, und war nicht dahin zu bringen, menschliche Nahrung zu sich zu nehmen oder Kleider zu tragen, sondern starb kurz nach seiner Gefangennehmung, ohne reden gelernt zu haben, und ohne vernünftig geworden zu seyn. Ein anderer von eben dem Alter, welcher vor ohngefähr 140 Jahren auch daselbst unter einer Heerde Bären entdeckt wurde, war an dem ganzen Leibe rauh und lief auf allen Vieren, wie ein Bär. Er zeigte ebenfalls kein Merkmal der Vernunft und Sprache, ja er ließ nicht einmal eine menschliche Stimme von sich hören, sondern brummte nur wie die Bären. Man mußte sehr viel Mühe anwenden, ihn zu zähmen; aber nach und nach lernte er doch an einer Mauer gerade stehen, ordentliche Speisen genießen und endlich auch reden. Von seiner vorigen wilden Lebensart war er sich später nichts mehr bewußt. Auf gleiche Art wurde auch vor 160 Jahren ein wilder Knabe in Irland gefangen, welcher sich durch seinen Geruch aus Gras und Heu allerhand gute Kräuter heraussuchte, die ihm zur Speise dienten. Reden konnte er ebenfalls nicht, sondern nur wie ein Schaaf blöken. Dabei war er sehr geschwind auf den Füßen, von der Sonne schwärzlich gefärbt, wild von Ansehen und ungemein schwer zu zähmen. Aber unter Menschen lernte er doch reden und vernünftig denken. Vor 100 Jahren wurde in der holländischen Provinz Oberyssel ein Mädchen in einem Walde gefangen, welches seinen Eltern, als es 16 Monate alt gewesen, entwendet und bereits 18 ganzer Jahre vermißt worden war. Es lief zwar auf zween Füßen, wie andere Menschen, aber seine Nahrung bestand ebenfalls nur aus grünen Kräutern und Baumblättern. Sein Kleid war nur eine Schürze, die es sich selbst aus Stroh geflochten hatte, daher auch seine Haut sehr braun, hart und rauh war. Reden konnte es nicht, sondern nur stammeln und fürchtete sich sehr vor den Menschen, war aber dabei doch nicht sonderlich wild, denn nach einem halben Jahre lernte es schon die Leute grüßen und hernach auch spinnen. Bei Hameln ward vor 105 Jahren ein 13jähriger Knabe auf freiem Felde gefangen, um welchen noch der vermoderte Rest eines alten Hemdes hing. Seine Haut, woran man Narben verschiedener Wunden wahrnahm, sah glatt und weiß aus, als er abgewaschen und gereinigt war. Dieser ließ sich leicht fangen, denn er war nicht leutscheu, aber dennoch sehr wild und unbändig, zumal wenn er die Ruthe, die er überaus fürchtete, nicht sah. Den Leuten, die ihn besuchten, begegnete er meistentheils freundlich, nur den Anblick von Frauen konnte er nicht ertragen. Sein Gehör war scharf, sein Gang aufgerichtet und flüchtig, und seine Zunge unförmlich dick, indem sie an beiden Seiten des Mundes angewachsen schien, daher er denn auch nicht reden konnte, sondern nur unförmliche Töne herauspolterte, wenn man ihn beleidigte. Anfänglich wählte er zu seiner Nahrung nur rohe Erdfrüchte, aber nach einigen Wochen gewöhnte er sich dennoch auch an ordentliche Speisen und hatte immer starke Eßlust. Von Natur war er klein und hatte eine eingedrückte Nase und kurze krause Haare. Der König von England ließ ihm eine gute Erziehung geben, allein sein Gedächtniß war und blieb schlecht, so daß er nach einem dreijährigen Unterrichte, als er starb, noch nichts, als die nöthigsten Bedürfnisse des Lebens in englischer Sprache zu fordern im Stande war. Hierher gehören endlich auch die Geschichten eines Menschen aus Lüttich und eines Mädchens aus Champagne. Der erstere war im fünften Jahre seines Alters verloren gegangen und 16 Jahre später erst wieder aufgefunden worden. Er hatte indessen seinen Geruch dergestalt geschärft, daß er dadurch eßbare Wurzeln, die seine Nahrungsmittel waren, in der Erde aufzusuchen und zu unterscheiden im Stande war. Das Mädchen aus Champagne hingegen war ohngefähr 10 Jahre alt, als es in einem Dorfe bei Chalons in Gefangenschaft gerieth. Es war ungemein beherzt, und wußte sich mit einer Keule so geschickt zu vertheidigen, daß ein großer Hund, welchen man los ließ, um es fest zu halten, das Leben verlor. Auf den Bäumen kletterte es fast wie ein Eichhorn herum, indem es sich an den Aesten mit seinen Daumen festhielt, die davon auch weit dicker waren, als sie von Natur hätten seyn sollen. Laufen konnte es mit erstaunlicher Geschwindigkeit, ohne jedoch große Schritte zu machen. Eben so verstand es auch die Kunst zu schwimmen und unterzutauchen, um Fische und Frösche zu fangen, die es roh verzehrte, sehr vollkommen. Um den Leib, welcher weiß aussah, als es abgewaschen war, hatte es ein Fell gebunden. Reden konnte es anfangs eben so wenig, wie die vorigen, aber hernach lernte es die französische Sprache und gewöhnte sich mit Verlust seiner Gesundheit an eine menschliche Lebensart. Man fragte es sodann, wie es in die Wildniß gekommen und was da Alles mit ihm vorgefallen sey, allein es wußte sich weiter auf nichts zu erinnern, als daß es noch eine Gesellschafterin gehabt habe, mit welcher es einst über ein breites Wasser geschwommen sey und diese, seine Gesellschafterin habe es kurz vorher, ehe es gefangen worden, wegen des Besitzes eines Spielzeuges getödtet. *)

Auch in neuerer Zeit sind ähnliche Beispiele vorgekommen. So sah ich selbst vor 12 Jahren in einem für Cretins bestimmten Hospital zu Salzburg ein ohngefähr 30 Jahre altes Mädchen, welches man wenige Jahre zuvor in den Gebirgen dieses Landes zufällig aufgefunden hatte und welches in einem Schweinstall mit Schweinen auferzogen worden war. Das Mädchen zeigte in allen Geberden und Mienen den thierischen Ausdruck, seine kleinen, blinzenden Augen waren leblos, und ohne das den vernünftigen Menschen bezeichnende Feuer, es war heiter und freundlich, aber seine Freundlichkeit erschien als Grimasse, ohne Bedeutung und ohne Spur einer Beziehung zu einer vernünftigen Eingebung;

---

*) Wünsch, kosmolog. Unterhaltungen. 3. Bd. S. 25.

sprechen konnte es nicht, nur unartikulirte, thierische Laute ausstoßen, auch die ihm dargebotenen Nahrungsmittel verschlang es mit thierischer Begierde und auf thierische Weise, mit den Händen. Alle Versuche, es sprechen zu lehren, und es an menschliche Sitten und Beschäftigungen zu gewöhnen, waren bis jetzt fruchtlos geblieben und auf später eingezogene Erkundigungen erfuhr ich, daß auch fortgesetzte Bemühungen in dieser Hinsicht ohne Erfolg geblieben sind. Nur Das berichtete man mir, daß sich zwischen diesem Mädchen und einem mit ihr in demselben Hause befindlichen männlichen Cretin eine Art Liebesverständniß angeknüpft habe. In den Alpenthälern herrscht der Glaube, daß der beständige Anblick eines Cretinen und der Umgang mit ihm auch auf gesunde Kinder ansteckend einwirken könne. Ja, da man sonst in dem Wahne stand, die Hütte wie das Ritterschloß empfinge durch einen solchen Inwohner und Angehörigen einen besonderen Segen, so ließen, nach Dr. Guggenbühl, selbst Adelige, welche viele Kinder hatten, so wie andere wohlhabende Eltern eines oder etliche ihrer Kinder außer dem Hause, unter dem Einfluß von Cretinen erziehen, damit sie durch Nachahmung allmälig sich in die Natur derselben verbildeten. Dieses traurige Loos stand sogar dem nachmals als vielthätigen Arzt bekannt gewordenen Dr. Odet aus Sitten bevor, als derselbe in seinem 6. Jahre, schon halb zu einem Cretinen verbildet, aus der Gefahr eines solchen Umgangs gerettet und in günstigere Lebensverhältnisse versetzt wurde.*)

§. 12.

Wie der Mensch im Umgang mit Wesen, die auf einer

---

*) H. v. Schubert, die Krankheiten und Störungen der menschlichen Seele. 1845. S. 164.

niederen Stufe geistiger Bildung stehen oder von Kindheit an im Verkehr mit Thieren, von diesen Sitten und Gewohnheiten annimmt und wie dadurch in ihm der göttliche Funke der Vernunft an seiner Ausstrahlung gehindert wird, läßt sich leicht begreifen. Nicht minder begreiflich ist es, wie einzelne Corporationen der Menschen, ja ganze Völker erfaßt von einem erhabenen Gedanken, von einem in jeder Brust wiederklingenden Gefühl, gemeinschaftlich zu begeisternden Thaten und Handlungen fortgerissen werden, um so mehr, wenn dieser Gedanke, dieses Gefühl ein Bedürfniß trifft, was in Allen schon durch Zeit und Verhältnisse vorgebildet und zum gemeinsamen geworden war. Seltsam aber muß es uns bedünken, wie die widersinnigsten Gedanken und Handlungen, Einfälle, wie sie nur der Kopf eines Wahnsinnigen auszugebären vermag, sich eben so von Individuum zu Individuum fortpflanzen und gleich einer Lawine Alles in ihrem Falle mit sich fortreißen, und wie dergleichen Unsinn Menschen von allen Classen und von allen Graden der Bildung ergreifen, sich von einem Ende der civilisirten Welt zum andern fortwälzen und sich zuweilen Jahre lang erhalten kann.

Fast die Geschichte aller Jahrhunderte hat dergleichen geistige Epidemien aufzuweisen. Statt vieler Beispiele möge hier nur folgendes eine Stelle finden. Im 13. Jahrhundert begannen zuerst in Italien jene bekannten Buß- und Geißelfahrten und dauerten bis gegen das 14. Jahrhundert fort. Nach Einigen hatte dazu ein Franziskanermönch, welcher mit der päpstlichen Garde als Missionär zog, nach Anderen ein Eremit zu Perugia die erste Veranlassung gegeben. Ein Mönch aus Padua entwirft von der entstandenen flagellatorischen Begeisterung folgendes Gemälde: „Im Laufe jener Jahrhunderte, als viele Laster und Verbrechen Italien schändeten, überfiel plötzlich eine unerhörte Stimmung von Reue die Gemüther, zuerst die Einwohner von Perugia, sodann die Römer, endlich beinahe die sämmtlichen Völker Italiens. In solchem Grade kam die Furcht Christi über sie, daß Edle und Unedle, Greise und Jünglinge, ja selbst Kinder von fünf Jahren, nackend bis auf die Schaamtheile, ohne Scheu, paarweise, in feierlichem Aufzuge durch die Straßen wanderten. Jeder hatte eine Geißel von ledernen Riemen in der Hand; mit dieser schlugen sie sich unter Seufzen und Weinen heftig auf die Schultern, bis das Blut herablief. Unter endlosen Thränen, gleich als erblickten sie das Leiden des Heilandes mit ihren leiblichen Augen, riefen sie auf klägliche Weise die Barmherzigkeit Gottes und den Beistand der heiligen Jungfrau an; sie baten, daß er, der so zahllosen Büßenden verziehen habe, auch ihnen für die erkannten Sünden Verzeihung angedeihen lassen möchte. Sie zogen nicht nur am Tage sondern selbst zur Nachtzeit, und mitten im strengsten Winter, zu Hunderten, Tausenden, ja oft zu Zehntausenden, unter Anführung von Priestern, mit brennenden Kerzen, mit Kreuzen und Fahnen, durch die Städte nach den Kirchen, und warfen sich demüthig vor den Altären nieder. Dasselbe thaten sie auch in Flecken und Dörfern, so daß gleichsam die Berge und Thäler von ihrem Geschrei und Flehen widerhallten. Zu jener Zeit verstummten alle musikalischen Instrumente und alle Lieder der Liebe; nur den Trauergesang der Büßenden vernahm man allerwärts, in den Städten wie auf dem Lande. Die klagenden Römer rührten selbst steinerne Herzen; die Augen der Verstocktesten füllten sich mit Thränen. Auch die Frauenzimmer nahmen Theil an solch frommen Uebungen. In ihren Kammern verrichteten sie, nicht nur die von gemeinem Stande, sondern auch edle Frauen und zarte Jungfrauen dasselbe. Entzweite versöhnten sich; Wucherer und Räuber eilten, das unrecht Erworbene zurück zu erstatten. Was in Lastern sonst noch befangen war, beichtete demüthig seine Sünden und ließ ab von der Eitelkeit. Man öffnete die Kerker, gab die Gefangenen frei, berief die Verbannten zurück. Kurz, Männer und Frauen vollbrachten so große Werke der Barmherzigkeit, als ob sie befürchteten, die göttliche Allmacht werde sie durch Feuer vom Himmel verzehren, oder durch ein Erdbeben vernichten, oder andere Strafen, durch welche sich die göttliche Gerechtigkeit an den Sünden zu rächen pflegt, über sie verhängen."

Diese seltsamen Bußwaller, welche von Perugia ausgezogen, machten einen solchen erstaunlichen Eindruck in allen Gegenden, die sie berührten, daß immer zahlreichere Schaaren sich ihnen anschlossen. So ging es fort, bis nach Rom, ja auch über die Alpen verbreitete sich die Geißelmanie, so daß Krain, Kärnthen, Steiermark, Baiern, Oesterreich, Böhmen, Mähren, Ungarn und Polen, ja selbst Sachsen, der Schauplatz ihrer Thätigkeit wurde. Die Geißler erschienen meist mit nackten Armen oder den Oberleib bis an den Nabel entblößt, den untern Theil des Körpers mit einem gewissen Kleide bis an die Füße bedeckt, bisweilen auch das Haupt völlig verhüllt und schlugen sich mit Werkzeugen manchfacher Art unter Gesängen und Gebeten bis aufs Blut. Bisweilen trugen sie brennende Kerzen, wälzten sich im Schnee und Koth und bereuten ihre Sünden u. s. w.*)

Eine ähnliche, durch geistige Ansteckung sich fortpflanzende und über mehrere Tausende sich verbreitende Epidemie, die besonders dadurch merkwürdig ist, daß sie sich auf psy-

*) Giovani Frusta, der Flagellantismus. Nach dem Ital. Leipz. 1834. S. 36 ff.

chische und somatische Weise zugleich äußerte, kam zu Anfang dieses Jahrhunderts in der Grafschaft Cornwallis vor. Die veranlassende Ursache war Religionsschwärmerei. Das Uebel nahm seinen Anfang in der Stadt Redvuth, in einer Capelle, die den zu Wesley's Lehre sich bekennenden Methodisten gehört. Während des Gottesdienstes rief ein Mann mit lauter Stimme zum Erstaunen der Versammlung: „was soll ich thun, um selig zu werden?“ wobei er die größte Unruhe und Besorgniß über den Zustand seines Gemüths zu erkennen gab. Mehrere andere Personen wiederholten, seinem Beispiel folgend, denselben Ausruf und schienen kurz darauf an den größten Körperschmerzen zu leiden.

Dieser seltsame Vorfall wurde bald öffentlich bekannt, und Hunderte von Menschen, welche durch Neugierde oder aus andern Gründen gekommen waren, um die Zufälle der Krankheit mit anzusehen, wurden in Folge des Nachahmungstriebes auf ähnliche Weise von derselben befallen.

Die Capelle, worin jener Vorfall sich ereignet hatte, blieb mehrere Tage und Nächte offen, und von ihr aus verbreitete sich die Krankheit mit der Schnelligkeit eines Blitzes zu den benachbarten Städten Camborne, Helston, Truro, Penrün und Falmouth und deren anliegenden Dörfern. So wie sie sich diesen Orten näherte, nahm sie da, wo sie zuerst entstanden war, einigermaßen ab; überall, wo sie sich zeigte, beschränkte sie sich aber durchaus auf die Capelle jener Secte. Sie entstand, wie gesagt, davon, daß Jemand jene Worte ausrief, und sie hat vorzüglich unter Leuten von der allergeringsten Verstandesbildung geherrscht (whose intellect is of the very lowest class). Ueberall drückte sich die Angst derjenigen, welche in Folge des Beispiels von dem Uebel befallen wurden, durch Zuckungen der Glieder aus, so wie bei Vielen dadurch, daß sie auf die furchtbarste Weise ausriefen, der Allmächtige werde sogleich seinen Zorn über sie ausschütten; das Geschrei der gequälten Geister erfülle ihre Ohren und sie sähen die Hölle offen zu ihrem Empfange. Sobald als die Geistlichen die Leute während der Predigten auf solche Weise ergriffen sahen, redeten sie denselben dringend zu, ihre Sündenerkenntniß zu verstärken; zugleich bemüheten sie sich sehr eifrig, ihnen die Ueberzeugung einzuflößen, daß sie von Natur Feinde Christi seyen, daß deßhalb Gottes Zorn über sie komme und daß, wenn der Tod sie in ihren Sünden überrasche, die nie erlöschende Qual der Höllenflammen ihr Antheil seyn würde. Diejenigen, zu denen sie auf solche Weise sprachen, wiederholten dann ihre Worte und richteten sie sofort an ihr eigenes Gewissen. Natürlich mußte dieß, wie man sich leicht denken kann, die Wuth des Zuckungsanfalls steigern. Hatte dann nach der Meinung der Prediger, jene Ueberzeugung bei den Leuten gehörig Wurzel gefaßt, so veränderten sie den Inhalt ihrer Rede, um jene jetzt zu ermahnen, auf die Kraft des Heilandes, der Allen Hülfe bringen könne, ihr Vertrauen zu setzen, an die Gnade Gottes zu glauben, und um Unterstützung ihres Glaubens zu bitten, so daß sie der Hoffnung fähig seyn möchten, ihre Sünden wären ihnen vergeben, worauf sie ihnen dann mit glühenden Farben die Freuden des Himmels schilderten. Nach dem Maaß des Glaubens, welches die Leute empfangen zu haben meinten, erfolgte dann mehr oder weniger schnell ihre Sinnesänderung, oder ihr Vertrauen, daß ihnen ihre Sünden vergeben seyen. Einige quälten sich zwar mit dem Gefühl der Zerknirschung mehrere Tage lang; bei der Mehrzahl kam jedoch die Bekehrung erstaunlich schnell zu Stande. In einem Augenblick wurden die Leute aus dem tiefsten Abgrund des Elends und der Verzweifelung zu der höchsten Glückseligkeit erhoben, und freudig und triumphirend riefen sie aus, daß ihre Banden gelöst, ihre Sünden vergeben, und sie in die wundervolle Freiheit der Kinder Gottes versetzt seyen. Dieser beträchtlichen Veränderung ihres geistigen Gefühls ohngeachtet währten jedoch ihre Zuckungsbewegungen fort. Der Reiz der erregenden Ursache wirkte so mächtig, daß jeder irdische Gegenstand von denen, worauf dieser Reiz gewirkt hatte, vernachlässigt wurde, und daß eine Menge dieser Personen zwei bis drei Tage und Nächte lang, ohne etwas zu genießen und ohne auszuruhen, unter unaufhörlichen Zuckungsbewegungen, in jener Capelle, wo sie jenen Einfluß zuerst erfahren hatten, beisammen blieben.

Ueber den Verlauf der Anfälle selbst giebt ein Augenzeuge folgende Schilderung: Ein Gefühl, wie das einer Ohnmacht, und eine Kälte und Empfindung von Schwere in der Magengegend waren die zuerst eintretenden Zufälle; bald darauf schrieen die Leute laut auf, als wenn sie in großer Todesangst seyen. Nach den Ausrufungen mancher Frauen zu urtheilen, hätte man fast glauben sollen, man habe Gebärende vor sich. In dem ersten Falle, in welchem ich eine Frau in jenem Zustande von Zuckungen sah, und auf den ich besondere Aufmerksamkeit verwendete, glaubte ich auch, die Sache verhielte sich so. Erst zeigten sich die Augenmuskeln von Zuckungen ergriffen, dann wurden auch die Augen bald unbeweglich und starrend. Hierauf stellte sich eine höchst scheußliche Verzerrung der Gesichtsmuskeln ein. Kurze Zeit darauf wurden auch die Muskeln des Halses und des Stammes ergriffen, und bei jedem Ausathmen geschah das Ausstoßen der Luft, als wenn die Kranken am Schluchzen litten. Zu gleicher Zeit schüttelten sie sich und zitterten, schrieen erbärmlich und warfen den Kopf sehr heftig von einer Seite zur andern. So wie das Uebel mehr Gewalt bekam, ging es zu den obern Gliedmaßen über; dann schlugen die Leute die Brust mit den Händen, falteten ihre Hände zusammen und machten eine Menge manchfaltiger Geberden. In keinem von den Fällen, von denen ich Zeuge war, habe ich bemerkt, daß die untern Gliedmaßen auf gleiche Weise litten. Wenn diese Theile befallen wurden, so geschah der Angriff mit einer wirklich staunenswerthen Heftigkeit und dabei hielt er eine bis zwei Stunden und länger an nach dem Maaße von Kraft der befallenen Personen. In einigen Fällen erschöpfte sich die Nervenkraft in wenigen Minuten; gewöhnlich dauerte aber der Anfall weit länger; ja man hat ihn selbst siebzig bis achtzig Stunden lang dauern sehen. Ein großer Theil von denjenigen Personen, welche beim Eintritt des Anfalls saßen, beugten während desselben ihren Körper rasch vorwärts und rückwärts, mit entsprechenden Bewegungen der Arme, wie Jemand der Holz sägt. Andere jauchzten, sprangen umher und zerrten ihren Körper in jede Stellung, deren derselbe nur fähig war, und setzten das so lange fort, bis ihre Kraft sich erschöpft hatte. Gähnen zeigte sich anfangs als eine beständig vorhandene Erscheinung, hindeutend auf eine Anhäufung des Bluts in den Herzhöhlen, nach Dem, was Zimmermann sagt, daß das Herz, wenn ein außerordentlicher Eindruck auf dasselbe einwirkt, so zusammen falle, daß es weder Blut aufnimmt noch aussendet. Wie jedoch das Uebel an Kraft zunahm, stieg die außerordentliche Aufregung des Körpers so sehr, daß der Kreislauf und das Athmen beschleunigt wurden und das Gesicht ein geschwollenes und aufgetriebenes Ansehen bekam. Wenn die Kraft der ergriffenen Personen sehr erschöpft war, so wurden sie gewöhnlich ohnmächtig, und blieben dann so lange in einem starren und bewegungslosen Zustande, bis die Ruhe von der Anstrengung, die frische Luft oder irgend ein anderer stärkerer Reiz sie in den Stand setzte, ihrem seltsamen Gemüthszustande entgegen zu wirken oder demselben ein Ende zu machen. Nach aufmerksamer Beobachtung der auf solche Weise ergriffenen Personen, bin ich zu glauben geneigt, daß sich dieselben während des Anfalls bei vollkommenem Bewußtseyn befanden. Zu Anfang der Anfälle hatte die Krankheit sehr viel Aehnlichkeit mit dem Veitstanz, gegen das Ende der Anfälle stieg sie aber zu einer solchen Heftigkeit, daß ich eine Frauensperson den Anstrengungen von vier oder fünf kräftigen Männern, welche sie halten wollten, Widerstand leisten sah. Jeder Versuch, Kranke dieser Art während der Verschlimmerung des Anfalls fest zu halten, machte sie nur doppelt wüthend und deßhalb ward ihnen denn meistens freies Spiel gelassen, bis die Natur die Anstrengung nicht mehr zu ertragen im Stande war. Nach dem Anfall klagten die Leute bald mehr, bald weniger, nach der Heftigkeit der vorhergegangenen Muskelbewegung, über Müdigkeit und Zerschlagenheit der Glieder.

Die hier beschriebene Krankheit ließ kein Geschlecht, kein Alter, keine besondere Körperbeschaffenheit unverschont; doch beobachtete man mehr Fälle bei Frauen als bei Männern. Kinder von fünf bis sechs Jahren und Greise von achtzig wurden von derselben ergriffen, vorzüglich fand sie aber bei Mädchen und jungen Frauen statt. Ein kräftiger Körper schützte nicht gegen den Anfall. Hauptsächlich äußerte jedoch die Krankheit wie oben erwähnt ihren Einfluß auf diejenigen Personen, die ihrer geistigen Bildung nach zu der niedrigsten Klasse gehörten und ganz besonders auf solche, die zur Religionsschwärmerei geneigt waren. Unfähigkeit, die mit den Anfällen verbundenen Anstrengungen ferner auszuhalten, bewirkte allein einen Nachlaß der Krankheit. In einem Fall soll dieselbe eine Hirnentzündung, und in verschiedenen andern einen gewissen Grad von Melancholie verursacht haben;

letztere jedoch ohne alle Beimischung von Furcht oder Verzweifelung, da die Kranken, ihrer Versicherung nach, weder den Tod noch die Hölle fürchteten. Daß die Krankheit irgendwo tödtlich geworden sey, habe ich nicht erfahren. Das Wetter, zur Zeit ihres ersten Erscheinens, war heiter, die Luft trocken und kalt. *)

Bemerkenswerth bei dieser psychischen Epidemie ist besonders der Umstand, daß Alle, die davon befallen wurden, nur jener Secte der Methodisten angehörten, und daß außer in den ihnen zugehörigen Capellen keine Fälle vorkamen. Es gründet sich dieß ohne Zweifel darauf, daß nur in dieser von gleichen Seelsorgern gebildeten und in ihren Religionsansichten gleichgesinnten Gemeinde eine gleiche Empfänglichkeit vorhanden war. Die Verbreitung einer solchen Epidemie verlangt eine uniforme geistige Bildung und Gesinnung, wie manche Pflanzen einen gleichen Boden, wenn sie gedeihen sollen. Aehnliches kommt auch bei manchen Epidemien somatischer Krankheiten vor, einige befallen nur manche Corporationen und Classen der Menschen, ja ich habe solche beobachtet, die nur die Kinder einer Schule heimsuchten oder sich auf die Bewohner eines Stadtviertels beschränkten.

Noch ein anderes Beispiel solcher geistigen Ansteckung oder wenn man lieber will, einer solchen psychischen Verstimmung durch eine gleiche Ursache, bei mehreren Personen hervorgerufen, erzählt Laurent in Sedillots Journal général de médecine, Band 63. S. 17: „Das erste Bataillon vom Regiment Tour-d'Auvergne, bei welchem ich Oberchirurgus war, erhielt, als es sich zu Palmi in Calabrien in Garnison befand, den Befehl, um Mitternacht von da weg, eilig nach

---

*) Nasse's Zeitschrift f. psych. Aerzte. 1 Bd. S. 255.

Tropea zu marschiren, um daselbst der Ausschiffung einer kleinen, feindlichen Flotte, welche diese Gegend bedrohte, Widerstand zu leisten. Es war zu Anfang Juni und der Weg betrug nahe an vierzig Millien. Wir marschirten um Mitternacht ab. Erst Abends um 7 Uhr kam unsere Schaar, höchst ermüdet, an dem Orte ihrer Bestimmung an. Weil wir am weitesten herkamen, und zuletzt eingetroffen waren, so ward uns die schlechteste Wohnung zu Theil. Achthundert Mann, woraus das Bataillon bestand, wurden in eine seit langer Zeit leerstehende Abtei einquartirt, die genau genommen nur die Hälfte bequem zu beherbergen im Stande war. Die Leute wurden an der Erde in engen Zimmern auf ein wenig Stroh zusammengepackt, und konnten sich nicht auskleiden, weil es an Decken fehlte. Die Einwohner sagten uns, das Bataillon könnte in der Abtei nicht bleiben, weil da alle Nächte Gespenster umgingen; der Ort sey deßhalb verlassen und werde nur dann gebraucht, wenn man sich nicht anders zu helfen wisse. Jedermann lachte über die Leichtgläubigkeit und den Aberglauben der Leute; wie groß aber war unser Erstaunen, als wir um Mitternacht aus allen Winkeln unserer Caserne ein schreckliches Geschrei wiedertönen hörten und sämmtliche Soldaten sich hinausstürzen und voll Schrecken davon eilen sahen. Alle antworteten auf die Frage nach der Ursache ihres Schreckens, der Teufel hause in der Abtei; sie hätten ihn in der Gestalt eines großen, schwarzen, langhaarigen Hundes in eine Thüröffnung hereinkommen sehen; dieser Hund habe sich dann auf sie gestürzt, sey ihnen mit Blitzesschnelligkeit über die Brust gefahren und dann wieder durch eine Thür an der entgegengesetzten Seite von der, wo er hereingekommen, verschwunden. Wir machten uns über ihr panisches Schrecken lustig und suchten ihnen zu beweisen, daß die Erscheinung ganz natürlichen Ursprungs gewesen sey und weiter keine Bedeutung habe, als die, welche ihre Einbildungskraft ihr gebe. Wir konnten sie indeß nicht überzeugen, und es war uns sogar unmöglich, sie wieder in die Caserne zurückzubringen und sie brachten den Rest der Nacht theils am Ufer des Meeres, theils in der Stadt zu. Am andern Morgen befragte ich die Unteroffiziere und die ältesten Gemeinen noch einmal; sie betheuerten mir, daß sie weder an Geister noch an Gespenster glaubten, und wollten mich überreden, daß der Vorgang in der Caserne kein Spiel der Einbildungskraft, sondern eine wirkliche Erscheinung gewesen sey, daß sie nicht geschlafen hätten, als der Hund hereingekommen sey, daß sie ihn recht wohl gesehen hätten, und in dem Augenblick, wo er ihnen auf die Brust gesprungen sey, nahe daran gewesen wären zu ersticken. Wir blieben den ganzen Tag in der Abtei, und da kein Regiment abgezogen war, so konnten wir keine andere Wohnung bekommen. Nur unter dem Versprechen bei ihnen zu bleiben und für sie Wache zu halten, gelang es uns, die Leute dahin zu vermögen, daß sie die Nacht wieder in der Abtei zubrachten. Um eilf Uhr vor Mitternacht begaben wir uns mit dem Chef des Bataillons in die Abtei. Alle Offiziere hatten sich voll Neugierde in den Zimmern zerstreut, und jeder von uns harrte stillschweigend auf die Erneuerung des Vorgangs, der so großen Schrecken verbreitet hatte. Die durch unsere Gegenwart sicher gemachten Soldaten lagen im Schlafe, als gegen Mitternacht und in allen Zimmern auf einmal das nehmliche Geschrei, wie in der Nacht vorher, entstand, und die Soldaten, welche von Neuem gesehen hatten, wie ihnen der nehmliche Hund auf die Brust sprang, voll Furcht erstickt zu werden, aus der Caserne eilten, fest gelobend, sie nie wieder zu betreten. Wir waren stehend, ganz wachend, und paßten gut auf, um Das, was vorging, wohl zu beobachten, sahen jedoch, wie man leicht denken kann, nichts."

Laurent leitet die sonderbare Erscheinung von der gezwungenen Stellung, in der die Soldaten schlafen mußten, verbunden mit der Einwirkung der verdünnten und vielleicht durch irgend eine schädliche Gasart verderbten Luft, und der Ermüdung durch den langen Marsch ab. Allein möchte sie aber wohl aus diesen Einflüssen nicht zu erklären seyn, denn wie Laurent selbst bemerkt, kam derselbe Zufall an keinem andern Orte in Italien wieder vor, obgleich dasselbe Bataillon einige Male eben so schlecht einquartirt war. Es scheint mir vielmehr der in allen Soldaten durch die Erzählung der Bewohner erregte Gedanke an Gespenster, wenn er in ihnen auch keine Furcht erregen konnte, doch die Phantasie während des Einschlafens gleichmäßig beschäftigt, und unter der Mitwirkung der obigen Ursachen zur Entstehung jenes Traumbildes Veranlassung gegeben zu haben. Vorbereitet durch eine bestimmte Vorstellung bei Vielen, geschah hier dasselbe im Traume, was so oft bei ganzen Corporationen und einzelnen Menschenklassen im Wachen geschieht. Es darf dann Einer nur den rechten Ton anstimmen, und Tausende fallen im Chor ein. Man denke an die unglückliche Demagogen-Zeit, an das hepp! hepp! das ein Straßenjunge einem Juden nachrief und das sich von einem Ende der Welt bis zum andern erstreckte, an das neue Lied vom freien, teutschen Rhein u. s. w. Der Un- und Wahnsinn findet da so gut seine Leute, die ihn weiter fortpflanzen, als die Wahrheit, wenn eben Zeit und Umstände dafür günstig sind, dieß beweisen die Flagellanten, die Büßenden am Grabe des Abt Paris u. s. w.

Wir haben aber eben nicht nöthig in die früheren Zeiten zurückzugehen. Selbst die neueste Zeit liefert uns die eklatantesten Beweise solchen Unsinnes, der von einem Phantasten und Narren ausgehend, eben so schnell eine Schaar anderer Narren nach sich zieht. In Frankreich trat zuerst St. Simon mit einer Glückseligkeitslehre auf, die selbst in Teutschland unter mehreren, nicht eben ungescheiten Köpfen Anhänger fand. Nach ihm kam Fourier und endlich der Schneidergeselle Weitling in der Schweiz. Fourier stellt als obersten Satz hin: „Genuß ist das Höchste in der Welt, das Ziel aller Bestrebungen; nur auf Genuß kommt es an, und zwar nur auf Genuß der Sinne und der Phantasie. Sein Ideal der Menschheit ist: Jeder muß vom besten Fleisch essen, vom besten Wein trinken, mit so vielen Weibern er will, sich abgeben können; jeder darf nur das arbeiten, was er gerne arbeitet und unter den erleichterndsten Umständen. Aller Grund und Boden auf der ganzen Erde wird Gemeingut, alle Kinder werden gemeinschaftlich erzogen, alle Erwachsene werden in großen Häusern gemeinsam gespeist, arbeiten auch gemeinsam und genießen, da durch die Gemeinschaftlichkeit ungeheuer viel Arbeit, Zeit und Kosten erspart werden, desto mehr vom Ertrag und vom Austausch der Arbeit. Dazu kommt die Lust der Ehelosigkeit, der tägliche Wechsel der Weiber, da die Kinder Niemand zur Last fallen, sondern vom Staat übernommen werden, — je 1800—2000 Personen bilden eine Phalange mit eigener Menage und Zubehör. Ihr Vorsteher ist wählbar, bekleidet sein Amt immer nur kurze Zeit und heißt Unarch. Eine Million Phalangen stehen unter dem Duarchen und alle insgesammt auf dem ganzen Erdenrunde unter Onniarchen, u. s. w. — Fourier ist so sehr von der Macht seiner Idee eingenommen, daß er sogar nicht zweifelt, die Natur selbst werde sich dem Einfluß derselben fügen, und sobald erst alle Menschen in seine Phalangen abgetheilt seyn werden, so werde auch die

Erde sich der neuen Einrichtung bequemen." Zuerst wird um den Nordpol sich eine Lichtkrone bilden, die Leben und Wärme über die kalten Länder der 3 nördlichen Erdtheile verbreitet, analog den Ringen des Saturns. Dann wird die Erde bewohnbar seyn bis zu ihrem äußersten Ende; Orangen werden in Sibirien blühen, das Eis wird aufthauen, und erstaunte Seehunde werden Segel auf den Wellen einherziehen sehen, die bis jetzt nur die furchtbaren Eisfelder Spitzbergens trugen. Das Meerwasser aber, dieß unfreundliche, ungenießbare Element, kann unmöglich in seinem gegenwärtigen, uncultivirten Zustande bleiben; alsbald wird sich ein Strahl des neuen Lichts in dasselbe stürzen, und es zersetzen in eine Flüssigkeit, die noch lieblicher seyn wird, wie gegenwärtig die Limonade; diese neuen Meereswellen werden durch die plötzliche Veränderung alle jene übeln und gefährlichen Seethiere tödten, die jetzt vom Raube leben, den Hai, das Krokodill, den Wallfisch, an ihrer Stelle erscheinen neue Gebilde, die weil sie doch nicht müßig seyn können, den Menschen die Schiffe durch die friedlichen Gewässer ziehen. Die nützlichen Fische aber, wie der Häring, der Lachs, der Karpfen werden jene Reagenz überleben, und im neuen Meere bedeutend an Größe und Schönheit gewinnen. Dabei wird ferner der Vortheil entstehen, daß die heißen Klimate ihre vernichtende Glut verlieren und die harmonische Temperatur überall herrscht. In dieser neuen Weltbildung werden Schöpfungen im Gebiete der organischen und animalischen Natur entstehen, von denen wir noch gar keine Vorstellung haben, alle aber werden nur da seyn, um dem Genuß des Menschen in Fülle und mit ewig frischem Reiz zu dienen.*)

---

*) S. Literaturblatt. Redig. v. Wolfg. Menzel. No. 81 und 82. Jahrgang 1843.

§. 13.

Besonders günstig für die Erzeugung von dergleichen abnormen Seelen- und Gemüthszuständen erweist sich das religiöse Element. Spuren religiöser Schwärmerei ziehen sich durch alle Zeitalter hindurch und waren von jeher bei allen Völkern einheimisch. Sie verbreiteten sich nicht allein, wie wir so eben gesehen, gleich epidemischen Krankheiten, über ganze Corporationen, sondern kommen auch bei Einzelnen, in Folge lange fortgesetzter ascetischer Betrachtungen und in Folge einer gewissen Eitelkeit, in den Geruch der Heiligkeit zu kommen, vor. Merkwürdig in dieser Beziehung ist das Beispiel des Venetianer Lovat, der sich selbst ein Kreuz zimmerte, sich die Füße und die eine Hand darauf nagelte, mit der andern aber das Kreuz an Seilen zum Fenster hinauszog, um sich so dem Volke als wahrhaft Gekreuzigten zu zeigen. Nicht minder merkwürdig sind die Beispiele der Anna Cath. Emmerich, Chorschwester des aufgehobenen Agenten-Klosters zu Dulmen, des Fräuleins von Mörl in Kaltern bei Botzen und der Maria Domenica Lazzari, der Tochter eines Müllers zu Copriana, einem kleinen Dorfe im Flemiser Thale, im Kreise Trient, wie sie uns Ennemoser*) erzählt. Wenn wir auch bei den letzteren Geschichten nicht geradehin Alles für baare Münze hinnehmen können und es noch sehr in Frage steht, ob nicht auch pfäffischer Betrug dabei eine Rolle spiele, so ist doch darin die religiöse Ekstase nicht zu verkennen, und als Beweise, wie nahe die religiöse Schwärmerei dem wahnsinnigen Zustande stehe, verdienten sie hier wohl eine Stelle.

---

*) Der Magnetismus im Verhältniß zur Natur und Religion. 1842. S. 154 ff.

Auch die neuere Zeit ist nicht frei von solchen Auswüchsen des religiösen Gefühls und des Enthusiasmus für das Heilige, wie die bekannten Geschichten der Meuniers in der Schweiz und der sogenannten Mucker in Königsberg in Preußen lehren. Im ersteren Lande sind sogar Menschenopfer vorgekommen, die im blinden Wahne, sich dadurch eine Stufe in den Himmel zu bauen und dem Höchsten gefällig zu seyn, verrichtet wurden.

Mir selbst ist einst ein junger Mensch von den Gerichten zur Beobachtung und Behandlung übergeben worden, der nach Aussagen aller Zeugen lange ein zurückgezogenes, einsames Leben geführt, sich besonders mit Lectüre der Bibel, namentlich der Offenbarung Johannis, beschäftigt und in der letzten Zeit vor seiner Inhaftirung, sich mancher übernatürlicher Kräfte, unter anderen der Gabe der Weissagung, und daß er einst durch göttliche Kraft trockenen Fußes durch einen Fluß gegangen sey u. s. w. gerühmt hatte. Gefänglich eingezogen wurde er, weil er während des mittäglichen Gottesdienstes, kurz vor dem Ausbruch einer Feuersbrunst gesagt haben sollte: „wie wir herein (in die Kirche) gekommen, wissen wir, nicht aber, wie wir wieder hinauskommen werden.“ Die Untersuchung war höchst verwickelt und Vieles sprach zu seinem Nachtheil, denn Schwärmerei und Betrug hielten einander die Wage. Gegen ihn sprach vorzüglich, daß sein verstorbener Vater entschieden zu einer unzufriedenen, sich gegen die Regierung auflehnenden Parthei gehört hatte, und daß er sogleich in den ersten Tagen nach seiner Inhaftirung sich mehrere Male von seinen Ketten losgemacht hatte, angeblich mit Hülfe übernatürlicher Kräfte, wie sich aber in der Folge klar erwies, unter dem Beistande seines ihn begünstigenden Gefangenwärters. Für ihn sprach sein durchaus unbescholtener, rechtschaffener Wandel, sein bekannter Hang zur Schwärmerei, ferner, daß er nie selbst zu irgend einer politischen Parthei gehört, vielmehr immer zum Frieden und zur Buße gerathen und nur für den Fall den Zorn und die Strafe Gottes prophezeit hatte, wenn sich die Menschen nicht bessern würden. In seinem Gefängniß benahm er sich ganz wie ein Märtyrer, ja es schien, als wollte er seine Richter auffordern, ihn mit noch immer größerer Strenge zu behandeln. Dabei entwickelte sich sein Hang zur Schwärmerei immer mehr und mehr; er prophezeite, betete, warf mit Worten der heiligen Schrift um sich, nährte sich anfänglich nur mit Brod und Wasser, ließ sich den Bart wachsen, wollte die Wäsche nicht wechseln u. s. w. Daß er jene Worte in der Kirche gesprochen haben sollte, läugnete er durchaus, gleichwie jede Theilnahme an dem Brandunglück, das die Stadt betroffen, behauptete aber fest dieses vorausgewußt zu haben vermöge einer ihm einwohnenden prophetischen Gabe. Die Untersuchung ergab durchaus nicht, weder, daß er jene Worte gesprochen, noch, daß er in irgend einer Verbindung mit jenen Unzufriedenen gestanden, noch endlich daß er an dem Brande auch nur den entferntesten Antheil genommen hatte. Er wurde aus dem Gefängniß entlassen und mir zur Beaufsichtigung übergeben. Absichtlich ließ ich ihm anfangs alle Freiheit, aber anstatt sich dieser zu freuen, blieb er in sich gekehrt, verschlossen, einsylbig und verwendete den größten Theil des Tages auf das Lesen der Bibel. Nur zuweilen streifte er unbeaufsichtigt in Feld und Wald umher, kehrte aber jedesmal wieder zurück. Seine alte Neigung, zu prophezeien und sich übernatürlicher Kräfte zu rühmen, hatte ihn auch jetzt noch nicht verlassen. Ich redete ihm freundlich zu, sich mit etwas Anderem zu beschäftigen, als mit Lesen in der Bibel, und als ich ihn aufforderte, einstweilen bei einem Hutmacher (dieß war er) zu arbeiten, indem er mich dadurch eher in den Stand setzte, ihm seine vollkommene Freiheit wiederzugeben, erwiederte er, er habe nicht nöthig, Anderen die Geheimnisse und Vortheile seiner Kunst zu lehren, man werde ihn doch frei lassen müssen, wenn er auch nicht arbeite. In Unmuth über diesen Stolz und diese Unfolgsamkeit entschlüpften mir die Worte: „wer nicht arbeitet, soll auch nicht essen." Am folgenden Tage meldete mir der Wärter, L. verweigere alle Speise. Ich ließ ihn gewähren, als ich aber nach einigen Tagen hörte, er rühme sich auf seinen Spaziergängen in Gesellschaft Anderer, er habe schon seit einigen Tagen nichts gegessen, bedürfe auch keiner irdischen Speise, ihn nähre eine höhere Macht, da beschloß ich, seiner Gottähnlichkeit ein wenig durch die sinnlichen Gefühle des Hungers und Durstes zuzusetzen. Wenn er durch höheren Einfluß genährt werden könne, sagte ich, so werde dieß eben so gut auch bei verschlossenen Thüren geschehen, als unter Gottes freiem Himmel, und somit ließ ich ihn in ein wohlverwahrtes Gefängniß einschließen, bedeutete ihn jedoch dabei, daß wenn jener höhere Einfluß nicht ausreiche, er zu jeder Stunde Speise und Trank verlangen könne. Er fing nun an mit jedem Tage elender und magerer zu werden, kaum konnte er sich mehr auf den Beinen halten, seine Sprache wurde heiser und schwächer, die Augen sanken in ihre Höhlen zurück, er verbreitete einen widrigen, leichenähnlichen Geruch u. s. w. und mir fing schon an bange zu werden, mein Experiment möge einen tödtlichen Ausgang zur Folge haben. Endlich nachdem L. vier Tage und vier Nächte gefastet und weder Speise und Trank gefordert, noch das ihm von dem Wärter Angebotene angenommen hatte, verlangte er — einen Schluck Wasser. Bei meinem nächsten Besuch gestand er auch sogleich, dieses getrunken zu haben und meinte, den Hunger habe er wohl noch länger ertragen, aber dem quälenden Durst nicht länger widerstehen können. Von seiner Prahlerei, daß er von höherer Macht genährt werde, schien er ganz geheilt zu seyn, wenigstens erwähnte er ihrer in der Folge nie wieder, fing auch an, sich zweckmäßig zu beschäftigen, nur zu einem Hutmacher zu gehen weigerte er sich standhaft, worin ihm denn auch nachgesehen wurde. Ein religiöser Schwärmer blieb er, da aber seine Schwärmerei für Andere keinen Nachtheil brachte, wurde er frei gelassen und ging in die Fremde, in der er, wie spätere Untersuchungen lehrten, durchaus zu keiner Klage Veranlassung gegeben hatte. Nur seine Schwärmerei war auch da nicht unbemerkt geblieben.

Wie aber mancher Mensch, einmal von widrigen Schicksalen verfolgt, so leicht nicht davon loskommt, so hatten auch seine Leiden ihr Ende noch nicht erreicht. Während seiner Abwesenheit hatte ein Verbrecher in einer auswärtigen Strafanstalt die Aussage gemacht, daß er das Feuer zu E., der Vaterstadt L—s, in Gesellschaft mit mehreren angelegt, daß unter diesen auch ein gewisser L., unser Schwärmer, gewesen, daß man dabei geraubt, das Geraubte vergraben habe u. s. w. Der genannte Verbrecher war an die Gerichte in E. zur weiteren Untersuchung ausgeliefert worden und man bereute nun L. freigelassen zu haben, und wünschte nichts angelegentlicher, als seiner wieder habhaft werden zu können. Wie gerufen, kam nun dieser aus der Fremde zurück und trotzdem er unterweges, als er zufällig bei seinem alten Wärter einkehrte, von diesem den ganzen Hergang der Sache erfahren hatte und von ihm gewarnt worden war, nicht wieder in seine Vaterstadt E. zu gehen, hatte er doch diesen Warnungen kein Gehör gegeben, sondern war im Vertrauen auf seine Unschuld und auf den Schutz des Höchsten getrost nach

Hause gegangen. Natürlich wurde er schon am ersten Abend verhaftet und zum zweitenmale in Ketten gelegt. Anstatt sich aber ruhig in sein Schicksal zu ergeben und seinen Richtern gegenüber mit Würde und Ruhe zu benehmen, begann er wieder sein altes, schwärmerisches Spiel, prophezeite, sprach von Engeln, die ihn siegreich aus dem Gefängniß entführen würden und wiederholte unter Anderem auch seine frühere Angabe, er bedürfe keine Nahrung, werde von höherer Hand genährt und habe dieß unter meinen Augen durch die That bewiesen. In Folge dieses wurde ich auch jetzt von den Gerichten aufgefordert, L. im Gefängniß zu besuchen. Er schien dieß nicht erwartet zu haben, wenigstens glaubte ich zu bemerken, daß ihn meine Erscheinung verlegen machte. Immer noch blieb er auf seiner Behauptung, er stehe unter einem besonderen, höheren Schutz, habe göttliche Eingebungen und könne ruhig Alles über sich ergehen lassen, was man auch mit ihm vornehmen möge, wenn Zeit und Stunde da seyen, werden seine Ketten fallen und die Thüren seines Gefängnisses sich öffnen. Als ich ihm hierauf bemerklich machte, daß er durch sein bisheriges Benehmen, namentlich seinen Vorsatz, keine Nahrung zu sich zu nehmen, sein Schicksal nur verschlimmere und das Vertrauen seiner Richter auf seine gerechte Sache nur schwäche; daß er es ja nicht wagen solle, auf seinem Vorsatz, zu fasten, auch ferner noch zu bestehen, indem man, auf meinen Rath, seinen Trotz gerade auf dieselbe Weise brechen würde, wie ich ihn früher gebrochen; daß er sich, wie ein vernünftiger, religiöser Mensch ruhig in sein Schicksal ergeben, aber, wenn er wirklich unschuldig sey, auch standhaft auf seiner Unschuld beharren solle, schien diese Rede ihren Eindruck auf ihn nicht zu verfehlen. Er schwieg zwar, aber schon an demselben Abend nahm er Speise an und, obwohl er von den Gedanken an höhere Eingebungen u. s. w. nicht abließ, benahm er sich doch bei allen seinen künftigen Verhören ruhig und anständig.

Die fernere Untersuchung ergab auch dießmal seine vollkommene Unschuld. Es stellte sich heraus, daß der aus der auswärtigen Strafanstalt an die Gerichte von E. abgegebene Verbrecher das ganze Mährchen von einer Brandstiftung nur ersonnen hatte, um von der Tretmühle, zu der er dort verurtheilt worden war, loszukommen, daß er weder mit L. noch mit irgend andern Complicen zu dem Brand beigetragen, ja, daß er den ersteren nie in seinem Leben gesehen hatte u. s. w. So wurde denn L. abermals auf freien Fuß gestellt, und obwohl von seiner Schwärmerei keineswegs geheilt, betrieb er doch in der Folge sein Geschäft als Hutmacher und wurde ein fleißiger, friedlicher Bürger.

Wir sehen in diesem Falle religiöse Schwärmerei mit so viel Stolz, Bosheit und Lüge gepaart, daß es schwer wird, in den Handlungen L—s den Antheil zu bestimmen, den dabei das Eine oder das Andere für sich in Anspruch nimmt. Hätte sich wirklich L. einer verbrecherischen Handlung schuldig gemacht, namentlich Theil an der Brandstiftung genommen, so würde man höchst wahrscheinlich trotz seines langjährigen Hanges zur Schwärmerei das Schuldig über ihn aussprechen müssen, es sey denn, daß sich ein besonderer Zusammenhang der That mit seinen schwärmerischen Vorstellungen und nicht etwa ein anderes verbrecherisches Motiv hätte nachweisen lassen. Und doch wie nahe gränzt hier die Schwärmerei an Wahnsinn? Daß L. bei seiner Verhaftung sich gebärdet, als habe ihn eine höhere Macht von seinen Ketten befreit, obgleich ihm nur der Gefangenwärter dabei behülflich gewesen war, ist zwar ein Falsum, läßt aber deßhalb noch nicht das Verdammungsurtheil über ihn aussprechen, denn es kam dem eiteln Schwärmer gar zu gelegen, seinen Richtern durch die That zu zeigen, wie leicht es den zu seinem Dienste stehenden Mächten sey, ihn ihrem Einfluß zu entziehen. Mit einem wahren Triumphe zeigte er den Richter auf die Frage, wie er sich denn habe freimachen können? auf die an der Wand hängenden Ketten hin, indem er hinzusetzte, man möge es nur versuchen, und ihn noch fester anschließen, der Erfolg werde derselbe seyn. Eben so wenig spricht der Umstand, daß L. das Fasten nicht länger ertragen kann, und einräumen muß, höhere Mächte könnten ihn nicht gegen Verhungern und Verdursten schützen, für bloße Verstellung und Betrug, denn ein viertägiges Fasten kann wohl auch einen Schwärmer auf andere Gedanken bringen, und wenigstens für einige Zeit an seinem System irre werden lassen. Die Vorstellung, daß er ein von Gott Auserwählter und unter seinem unmittelbaren Schutz Stehender sey, kann unverrückt in seinem Innern stehen, aber im Voraus kann er eben so wenig berechnen, wie weit dieser Schutz sich erstreckt, als welchen Proben man ihn unterwerfen wird, um ihn vom Gegentheil zu überführen.

§. 14.

Eine eigene Art psychischer Aberrationen, die jedoch gewöhnlich nicht zu den krankhaften Zuständen gerechnet wird, bildet die Zerstreutheit. Wir müssen aber hier unterscheiden zwischen der Zerstreutheit, welche eine Folge von tiefen Meditationen, von dem unverrückten Festhalten an einem abstrakten Gegenstand, auf den die Seele gleichsam hinstarrt, um ihn zu ergründen und dabei alle übrigen sie umgebenden Gegenstände vergißt, und der Zerstreutheit, welche, abgesehen von jener tiefern Meditation, sich von jedem beliebigen Gegenstand dergestalt in Anspruch nehmen läßt, daß dadurch die Aufmerksamkeit auf alles Andere verloren geht. Wenn die erstere als eine zu große Aufmerksamkeit auf einen Punkt, ein Sichverlieren in einen Gegenstand, so muß die andere überhaupt als Mangel an Aufmerksamkeit bezeichnet werden. Erstere findet sich vorzugsweise bei Philosophen, Mathematikern, Mechanikern u. s. w., letztere ist allen Menschenklassen gemein. Bekannt ist die Anekdote von Newton. Dieser berühmte Mathematiker hatte nämlich lange auf seinem Studierzimmer gesessen und war, trotzdem ihn seine Köchin mehreremale zum Essen gerufen hatte, immer nicht gekommen. Mittlerweile tritt ein Freund in's Eßzimmer und hört die Klage der Köchin, daß Newton nicht zum Essen zu bewegen und ein für ihn bereitetes Huhn kaum mehr warm zu erhalten sey. Da setzt sich der Freund an Newtons Platz, und nachdem er das Huhn verzehrt, und die leere Schüssel wieder mit dem Deckel bedeckt hat, läßt er sich bei Newton anmelden. Dieser kommt und bittet den Freund um Erlaubniß erst seine Abendmahlzeit zu sich nehmen zu dürfen. Als er aber den Deckel von der Schüssel hebt und nur die abgenagten Knochen findet, schlägt er sich vor die Stirne und sagt: „wußte ich doch wahrlich nicht, daß ich schon gegessen hatte!"

Die andere Art von Zerstreutheit kommt häufiger vor und es findet sich fast kein Ort, der nicht ein oder das andere Exemplar davon aufzuweisen hätte. Als ein Virtuos darin galt der bekannte Componist Benda. Unter Anderem stand er einmal plötzlich vom Clavier auf und eilte in das Nebenzimmer, um zu vernehmen, wie sich sein Spiel hier ausnehme. Als seine Frau gestorben war, fragte ihn einer seiner Bekannten, ob er auch diesen Todesfall schon seinen Freunden habe ansagen lassen. Er verneinte es, öffnete die Thüre und rief seine Frau beim Namen, um ihr dieses Geschäft aufzutragen. Einst ging er auf das Herzogl. Schloß mit dem Waschnapf in der Hand, den er für sein Notenbuch hielt, und einer Kleiderbürste unter dem Arm, statt des Chapeau-bas.

Einen mir wohlbekannten Geistlichen fragte seine Frau: „Weißt Du denn schon, Lieber, daß unseres Nachbars Riekchen den Arm gebrochen hat?“ „Das ist ja recht gut!“ war die Antwort. Als sein eigener Knabe das Bein gebrochen hatte und eben verbunden worden war, wurde er ersucht, den Knaben doch zu besuchen. Er kam auch, setzte sich aber in der Zerstreuung auf das Bett und das Bein des Knaben, so daß dieses von Neuem eingerichtet werden mußte. — Ein Arzt ladet eine Gesellschaft von mehreren Personen zu sich ein. Die Frau, die davon nichts weiß, kommt bei der Ankunft der Gesellschaft in große Verlegenheit. Der Mann selbst ist nirgends zu finden; er hat es vergessen. Bald darauf hat er Besuch bei sich, er führt diesen in sein Bibliothekzimmer, um ihm seine schöne Büchersammlung zu zeigen, läuft darauf fort, um etwas zu holen, schließt aber die Thüre ab und kommt nicht wieder. Ein anderesmal legt er zwei Feldhühner, die er gekauft, in ein Fach seines Schreibbüreaus, vergißt sie, sie faulen, und da er nun beständigen Geruch der Fäulniß um und neben sich hat, glaubt er selbst bei lebendigem Leibe zu faulen. — Ein sehr stolzer und zugleich zerstreuter Geschäftsmann ladet den Fürsten des Landes und mit ihm eine große Gesellschaft zu sich ein. Es wird spät, er langweilt sich und fragt in der Zerstreuung den Fürsten: „Finden es Ew. Durchlaucht nicht sehr langweilig hier? ich dächte, wir gingen lieber nach Hause.“ — Beim Nachhausegehen aus einer Gesellschaft sucht er seinen Regenschirm, den er in eine Ecke gestellt hatte, und da er nebst diesem mehrere an diesem Orte zusammen findet, nimmt er sie alle unter den Arm und geht damit davon. — Während er einmal mit

Rechnen beschäftigt ist, wird ihm eine Schrift zur Unterzeichnung gebracht. In dem Wahne, er rechne fort, schreibt er statt seines Namens darunter: 6 Fl. 24 Kr. — Sein Bedienter hatte eine große Aehnlichkeit mit einem Herrn M. Einst hatte er große Gesellschaft bei sich, die er beim Weggehen die Treppe hinunter begleitet. Auf dem Rückweg begegnet ihm sein Bedienter, den er für Herrn M. hält, er faßt ihn unter den Arm, führt ihn in das Zimmer zurück und sagt: „nun bin ich froh, daß die langweilige Gesellschaft aus einander gegangen ist, nun wollen wir es uns erst recht wohl seyn lassen.“ Ein anderer Zerstreuter, bei dem sich mehrere gute Freunde befinden, geht mit dem brennenden Wachsstock in die an das Wohnzimmer stoßende Kammer, um ein Bedürfniß zu befriedigen. Während dessen sprechen die Freunde in dem Wohnzimmer von einem gewissen Herrn Sartorius. Das Gespräch interessirt ihn, eilig kommt er zur Thüre herein, statt des Wachsstockes das Nachtgeschirr in der Hand, auf das er bläst, als wenn er den Wachsstock auslöschen wollte und ruft: „Ja den seligen Herrn Sartorius, den habe ich wohl gekannt!“ Erst das laute Gelächter der Freunde kann ihn über seinen Mißgriff aufklären. Das non plus ultra aller Zerstreutheit, wenn man anders einer gänzlichen momentanen Abwesenheit des Geistes, hier und da mit wirklichem Mangel an Urtheilskraft verbunden, diesen Namen beilegen darf, giebt uns ein noch lebender, sonst geachteter und kenntnißreicher Lehrer an einer gelehrten Schule. Der Verwechselungen und Verstöße gegen den gesunden Menschenverstand in seinen Vorträgen sind so viele, daß sie seine Schüler nachgeschrieben haben, und sie einer unter dem Titel: Unsinnia Pfifferiana. Sammlung von 150 Unsinnigkeiten und Verkehrtheiten nebst einem Anhange mehrerer größerer orationes und Unterhaltungsformulare enthaltend, so der Signor Lord Pfiffer Spindelspecht in aller Unschuld und Einfalt seines Herzens auf dem Lehrstuhle vorzubringen geruhte. Ans Licht gefördert und allen Zwergfellbegabten studiosibus und haudstudiosibus dedicirt von August Alsdorf, dem langen Israel. Erste Serie. Däfderdar, im Verlag von Dorrö und Rotten 1841, veröffentlicht hat. Da das kleine Schriftchen wohl schwerlich in die Hände des größeren Publikums gekommen seyn dürfte, so führe ich daraus hier einige der auffallendsten Verkehrtheiten und Unsinnigkeiten an: „1) Was ist vortheilhafter, ein drei- oder ein vierbeiniger Tisch? I nun ein dreibeiniger; der steht überall und ist auch leicht zu machen, da nimmt man ein Brett, steckt vier Beine hinein, so ist der dreibeinige Tisch fertig. 2) Nun, was that Ludwig noch vor seinem Tode? Wissen Sie's nicht? Nun er starb. 3) Ich gebe Ihnen allerdings zu, daß Sie es besser können, und daß Das, was mir als Unsinn erscheint, von einem höheren Standpunkt aus betrachtet, eben weiter nichts weniger ist als dieß; indessen ich bescheide mich. 4) Sie treffen aber auch nie den Kopf auf den Nagel. 5) Ajax nahm einen Stein und warf damit den Ajax so auf den Kopf, daß er starb. 6) Die Hühner liefen vor der Mühle herum und scharrten ihre Narrheit aus dem Sande und dem benachbarten Miste. 7) Hannibal hielt zwei Tage auf dem Rücken Standlager. 8) Sie haben mir aber bis jetzt noch keine vernünftige Frage beantwortet. 9) Hannibal band den Fluß an's linke Ufer und ließ Sand darauf streuen, daß die Elephanten besser überschreiten könnten. 10) Die Kaiserin starb und hinterließ einen ungeborenen Knaben. 11) Epaminondas fiel in der Schlacht bei Leuthen. 12) Der originellste Dichter Griechenlands war unstreitig Tacitus. 13) Jerusalem war damals in den Feinden der Türken. 14) Wir sind in der letzten Stunde in der

Geschichte der Repetition so weit gekommen und fahren nun fort. 15) Constantinus ließ sich ein Jahr nach seinem Tode zum Christenthume taufen. 16) Obgleich die griechische Sprache seine Muttersprache war, so konnte er sie dennoch sehr gut. 17) Er schrieb eine Kirchengeschichte, die über seine Zeit hinausging. 18) Sehen Sie, dieser Satz ist klar verwickelt, indessen es ist gar nichts Verwickeltes darin. 19) Nun wissen Sie denn nicht, woher Hannibal kam? I nun, er kam gerade von dem Theil Italiens, den er eben verlassen hatte. 20) Warum kann es aber nicht Steine regnen? Nun es ist ja ganz leicht! weil es dann Steine und nicht Wasser regnete. 21) Die Lacedämonier trugen damals einen pileus auf dem Hut. 22) Man kann nicht sagen: ad coelum efferre oder ad coela efferre, denn beides ist gebräuchlich. 23) Napoleon heirathete die Tochter Kaiser Carls des Franzen. 24) Ich verlange von Ihnen ausdrücklich zu wissen, daß Sie mir sagen, warum Sie es nicht wissen. 25) Und der Papst, nachdem der Kaiser ihm diese Bedingungen gestellt hatte, was that er? Nun, er starb des Todes. 26) „Auch ich bin in Arkadien geboren." Nun warum sagte der Dichter: „auch ich" und nicht: „ich auch." Nun weiß es keiner? Sehen Sie, das will ich Ihnen erklären. „Ich auch" das ist stumpf; „auch ich" ist aber spitz; was aber spitz ist, das macht einen Eindruck und dem Dichter lag es gerade hier daran, einen Eindruck zu machen; deswegen sagte er: „auch ich" und nicht „ich auch." 27) Der Rheincanal kann nicht beschifft werden, weil er das Wasser nicht halten kann. 28) Luther, geboren zu Eisenach, besuchte die Schulen zu Eisleben. 29) Sehen Sie, wenn Sie diesen Satz nicht richtig übersetzen, so klingt es gerade so, als ob Sie Das, was Sie übersetzt haben, nicht richtig übersetzt hätten. 30) Die Fürsten auf dem Wormser Reichstage saßen in vier

Spalten zwei Folio=Seiten ein. 31) Die vornehmsten Leute, von dessen Leben wir nichts wissen, haben dieß nie gethan. 32) Sagen Sie mir einmal, warum setzen Sie denn stets Ihren Kopf auf den Rücken? 33) Durch die Nähe des Meeres kommt es, daß dort die Kälte sehr verkühlt wird. 34) Die teutschen Wahrsagerinnen waren meistentheils Frauen. 35) Domitian war ein so großer Wütherich, daß er menschliche Fliegen todt schlug. 36) Die Schlacht bei Naseby war für Carls I. von England sehr siegreich, denn er verlor sein ganzes Heer, floh zu den Schotten und wurde von diesen verkauft."

Doch genug des Unsinnes, der jedem Mitgliede irgend einer Irrenanstalt gar wohl anstehen, und wenn er uns da entgegen träte, gar nichts Auffallendes haben würde, außer ihr aber und bei einem Manne, der als Lehrer an einer wissenschaftlichen Anstalt angestellt ist, gewiß als etwas höchst Befremdendes und Außerordentliches angesehen werden muß.

§. 15.

Dennoch steht eine solche Erscheinung nicht isolirt da in der Literatur. Fast in allen Zeitaltern gehen geistig begabten und durch hohe Talente sich auszeichnenden Männern Narren und Aberwitzige zur Seite, ja, es hat Zeiten gegeben, in denen sich dergleichen Unsinn gleich einer ansteckenden Krankheit vererbte und gewisse gelehrte Stände Jahre lang beschäftigte. Ich erinnere nur an die scholastischen Streitigkeiten des 14. Jahrhunderts. Fragen, die jetzt jeder Schulknabe lächerlich finden und die gelehrte Welt als Ausgeburten des Tollhauses ansehen würde, beschäftigten damals das Nachdenken angesehener Gottesgelehrten. So z. B. ob das Licht auf Tabor ein erschaffenes oder unerschaffenes gewesen sey? ob das Wesen der Taufe das Wort oder das

Wasser sey? Antw. Ersteres, denn sonst könnten ja Fische in der Taufe leben, und ein Esel, der Taufwasser säufe, ein getaufter Christ seyn wollen. — Man fragte ferner, ob man auch mit Erde, Luft, Feuer, Wein, Bier u. s. w. taufen könne? Einige waren für das Bier, wenn es so hell wie Wasser von der Wand fließe. — Ob man in jeder Sprache taufen dürfe? ob eine bedingte Taufe, z. B. wenn Du kein Bastard bist? oder eine unterbrochene Taufe, wenn ein Balken herabfiele und der Priester im Schrecken ausrufe: „Sakerment, was ist das?" gültig sey? ob Engel oder Teufel gültig taufen können et quid faciendum, wenn das Kind sich gar ungebührlich aufgeführt habe. — Ob Gottes Sohn sich in einen Ochsen, Esel, Kürbis oder Teufel verwandeln könne? wie viel Chöre der Engel seyen, wie sie sitzen und was für Instrumente sie spielen? was man in der Hölle treibe und bis zu welchem Thermometergrade die Hitze gehe? wohin sich der transsubstancirte Leib begebe, wenn eine Maus oder Wurm in's Ciborium gerathe? ob der Mund dieser Thierchen so unrein sey, als der des Sünders? ob auch das mit dem Wein im Kelch etwa vermischte Wasser sich in Wein oder Blut verwandle? und ob man mit Bier, Aepfelmost, Branntwein und Essig nicht eben so gut communiciren könne, als mit Wein? u. s. w.

Doch wir haben eben nicht nöthig, so weit in der Zeit zurückzugehen, um solchem Unsinn nachzuspüren; auch die neueste Zeit weist solche Beispiele nach. So z. B. beweist ein Herr Auburtin de St. Barbe in einer so eben erschienenen nouvelle théorie de l'univers ganz klar, daß nicht die Sonne, sondern die Erde unbeweglich sey; daß die Newtonschen Gesetze von der Anziehungs- und Abstoßungskraft in der Natur nicht existiren; daß die Sonne höchstens 16,000 Stunden von der Erde entfernt sey und durch Conductoren mit derselben zusammenhänge; daß die Sonne nicht jenes Volumen habe, wie man annimmt, da sonst die Nächte gar nicht möglich und Mondsfinsterniß undenkbar wären; daß die Planeten hohle Körper sind, die das Sonnenlicht reflectiren; daß es keine 24stündige Umdrehung der Erde um ihre Achse giebt; daß Ebbe und Fluth nicht durch den Mond, sondern durch die Verdünstung des Wassers in den heißen Zonen entstehen; daß die Erde als einziger schwerer Körper sich im Mittelpunkte des Weltsystems befindet und daß Newton, Kopernikus, Kepler, Galilei u. s. w. nur Charlatans waren, — dieß Alles beweist Herr Auburtin — in Versen.*)

§. 16.

Gewissermaßen im Gegensatze zu den Zerstreuten stehen die Menschen, welche in allem ihren Thun und Handeln eine unveränderliche Ordnung und Pünktlichkeit beobachten, als stehe irgend eine Strafe auf der Abweichung von der von ihnen eingeführten Regel. Auch davon sind mir mehrere Beispiele vorgekommen. Ein sonst sehr gescheiter, gebildeter Geschäftsmann mußte jeden Morgen pünktlich um 6 Uhr seinen Thee vor dem Bette haben. Nachdem er diesen getrunken, stand er pünktlich 6¼ Uhr auf und ging an sein Geschäft. Mittag um 11¾ Uhr mußte servirt werden, damit er mit dem Schlag 12 sich zu Tische setzen konnte. Eben so war die Theestunde und die Stunde des Soupers genau bestimmt. Ging er des Abends in's Theater, welches er sehr liebte, so blieb er doch nie länger als 10 Uhr, das Stück mochte zu Ende seyn, oder nicht. Von dieser Tagsordnung wich er nie ab, alle seine Hausgenossen waren strenge ange-

*) S. Allgemeine Zeitung. Nr. 303. Jahrg. 1842.

wiesen, sich in sie zu fügen, irgend ein Besuch, der sich zur Eßstunde zu ihm verirrte, wurde unerbittlich abgewiesen. Wie in der Zeiteintheilung, so war er auch ein Virtuos in der häuslichen Ordnung. Alles lag an seinem bestimmten Platze und wehe dem, der sich unterfangen hätte darin eine Aenderung vorzunehmen. Die Temperatur seines Zimmers mußte im Winter immer genau auf 9° erhalten werden.

Endlich gehören hierher auch noch jene Schwätzer, die keinen Anderen zu Wort kommen lassen, und sich darin gefallen, nur immer sich sprechen zu hören, eine Menschengattung, die schon zu Horazens Zeiten nicht fremd war. S. Sermon. lib. I. Satira IX. Ein solcher Virtuos im Sprechen wird einst von einem Freunde besucht, der aber Eile hat, da er auf der Eisenbahn weiter reisen will. Da das Reden kein Ende nimmt, und ihm nur noch eine kleine halbe Stunde zum Wege nach dem Bahnhofe übrig bleibt, macht er der Sache gewaltsam ein Ende, reißt sich los und eilt fort; der Schwätzer aber ihm nach, hält ihn beim Rocke fest und predigt so lange in ihn hinein, bis die Stunde der Abfahrt vorüber ist.

Ein anderer Schwätzer, ein Philologe, besuchte seinen Verleger des Abends, um ihn zu befragen, ob in einem von ihm herauszugebenden griechischen Werke über ein Wort ein Accent kommen soll, oder nicht. Der Verleger, der von der ganzen Sache nichts versteht, will es ihm überlassen, ob er den Accent anbringen will, oder nicht. Aber nun beginnt der Gelehrte eine Vorlesung über die Wichtigkeit der Accente, die kein Ende nimmt. Die Frau des Verlegers schleicht sich zu Bette, dieser selbst nickt endlich ein, während das Capitel von den Accenten noch immer nicht zu Ende ist. Endlich naht der ersehnte Augenblick, wo der unermüdete Schwätzer Miene zum Aufbruch macht. Der Verleger ergreift das

Licht, um ihm die Treppe hinunter zu leuchten, da — an der Thüre ergreift ihn noch einmal die Begeisterung für seine Accente, er setzt das Thema fort, bis endlich um 2 Uhr in der Nacht seine müde Zunge das lang ersehnte: Gute Nacht! ausspricht.

Die Gegenfüßler dieser Schwätzer sind die Schweigsamen, Einsylbigen, aus denen man mit allen Hebeln und Schrauben kein Wort herauszubringen vermag.

Ferner gehören hierher die Prozeßsüchtigen. Ich kannte einen gebildeten Mann, der aus Unzufriedenheit und weil er kein Recht finden zu können glaubte, seinen Wohnort viermal änderte und an jedem neuen Orte neue Prozesse anfing. Am letzten Orte wohnte er abgesondert, außerhalb der Stadt und hatte nur einen, sehr friedfertigen Nachbar. Aber auch mit diesem gerieth er bald in Streit und zwar darüber, weil des Nachbars Enten die Treppe seines Wohnhauses verunreinigt hatten.

§. 17.

Wir haben bisher eine Reihe von anomalen Seelenzuständen betrachtet, welche gewissermaßen noch in der Mitte stehen zwischen Seelen-Gesundheit und Krankheit. In der Regel wenigstens werden Menschen mit seltsamen Angewohnheiten, Schwärmer, Zerstreute u. s. w. noch nicht für Kranke genommen, obschon der Grund und Boden, in dem die bei ihnen vorwaltenden Anomalien wurzeln, auch kein gesunder Seelenzustand genannt werden kann, denn verfolgen wir die wirklichen und als Seelenstörungen anerkannten, krankhaften Zustände bis zu ihrem Ursprung, so finden wir in den meisten Fällen, daß sie sich an lange genährte und übermächtige Leidenschaften, an gewisse fixe Vorstellungen, die sich vor anderen geltend gemacht haben und nicht zeitig genug bekämpft worden sind, an einen Mangel an Aufmerksamkeit auf sich selbst, ein Sichgehenlassen, eine Gleichgültigkeit gegen die gewöhnlichen Verhältnisse des Lebens u. s. w. anschließen. Im gemeinen Leben werden dergleichen Eigenthümlichkeiten selten beachtet, man hat sie ertragen lernen, weil wohl Jeder an sich fühlt, daß er von einer und der andern selbst nicht frei ist, obschon er den eigenen Sparren im Vergleich mit dem seines Nachbarn immer nur für geringer achtet, und wenn auch Seume zu weit gehen dürfte, wenn er die Menschen in $\frac{6}{10}$ Narren, $\frac{3}{10}$ Schurken und $\frac{1}{10}$ Leute comme il faut theilt, so hat er doch sicher nicht weit vom Ziele getroffen. Nennen wir auch immerhin Einen und den Anderen solcher Eigenthümlichkeiten wegen einen Narren, so ist dieß doch so ernstlich nicht gemeint. Wir denken dabei nicht entfernt an die schmale Linie, welche die Menschen im Allgemeinen von dem Tollhause trennt, ja, wir ertragen nicht allein solche Eigenheiten an Anderen, sondern wir entziehen ihnen auch deßhalb unsere Achtung, unsere Zuneigung nicht, wenn sie uns nur sonst ansprechen und uns damit nicht gar zu sehr im Wege stehen. Was kümmerte es die Welt, wenn Scaliger keine Brunnkresse sehen konnte, ohne zusammenzuschaudern? der Marschall d'Albert vor einer Heerde Schweine floh, der König Wladislaw von Polen beim Anblick eines Apfels bestürzt und verlegen wurde und Heinrich III. von Frankreich einen solchen Widerwillen gegen Katzen hatte, daß er es in keinem Zimmer aushalten konnte, wo sich eine befand, Tycho Brahe die Farbe veränderte und seine Beine schwanken fühlte, wenn ihm ein Hase oder Fuchs in den Weg lief, und Baco in Ohnmacht fiel, so oft eine Mondsfinsterniß eintrat; wenn der berühmte Freidenker Hobbes, der an keinen Gott glaubte, aber eine unglaubliche Angst vor dem Teufel hatte, in der Nacht keinen Augenblick ohne Licht seyn konnte; Paskal zu seiner Linken beständig einen Abgrund sah; der Historiker Varillas versicherte, er habe vier und dreißig Jahre lang so gut als keine Nahrung zu sich genommen und einen seiner Neffen enterbte, weil er nicht orthographisch schrieb; der französische Geschichtsschreiber Mezeray steif und fest glaubte, daß die Sonne nicht mehr scheine, selbst am hellen Tage bei Licht arbeitete und nie vergaß, die Personen, welche ihn besuchten, mit angezündeter Kerze bis auf die Straße zu begleiten? Maglabechi, Bibliothekar des Großherzogs von Toskana, aß auf seinen Büchern, schlief auf seinen Büchern und trennte sich nur so selten als möglich von ihnen. In seinem ganzen Leben verließ er nur zweimal Florenz auf Befehl des Großherzogs. Die einzigen lebenden Wesen, die für ihn ein Interesse hatten, waren die Spinnen. Seine Kleidung entsprach vollkommen seiner Lebensart; sie bestand aus einer weiten, braunen Weste, welche ihm bis an die Kniee herabreichte, aus einem schwarzen, gefleckelten und gestopften Mantel, aus einem unförmlichen Hute mit breiten Krempen, von allen Seiten durchlöchert, aus einer hohen Halsbinde besäet mit Taback, aus einem Hemde, das er nicht eher ablegte, bis es ihm vom Leibe fiel und welches man durch die aufgetrennten Nähte seiner Weste hervorschimmern sah, endlich aus einem Paar Manschetten, die das brillante Kostume vollendeten. Noch ist zu bemerken, daß er im Winter an seinen Händen, die durch seine Lebensweise starr geworden waren, kleine Kohlenpfannen angehängt trug. *) Trotz dieser Sonderbarkeiten galten Alle für ausgezeichnete Männer. Mit einem gesunden Seelenzustande sind dergleichen Anomalien, wie wir sie bisher be-

*) Beilage zu No. 130 des Adlers für 1841.

trachtet haben, nicht verträglich, sie gelten aber so lange nicht für wirkliche Narrheit, als sie das gesellige Leben nicht stören und nicht störend in das Interesse Anderer eingreifen.

§. 18.

Dasselbe gilt noch im höheren Grade von den sogenannten Monomanien. Sie kommen bei weitem häufiger vor, als man gemeiniglich anzunehmen pflegt. Wirken sie nicht störend in das öffentliche Leben und beeinträchtigen sie nicht die Ruhe und die Interessen Anderer, so fällt es kaum Einem oder dem Anderen ein, davon Notiz zu nehmen. Auch da gilt Manches für bloße Sonderbarkeit, für Grille, der man aus dem Wege geht, sie, wenn es hoch kommt, belächelt, oder, wie man zu sagen pflegt, den Narren laufen läßt. Es ist oft mit großen Schwierigkeiten verknüpft, dergleichen Monomanien zu entdecken und ich kann insbesondere gerichtlichen Aerzten es nicht eindringend genug empfehlen, dieser Schwierigkeiten eingedenk zu seyn, wann es sich um die Frage handelt, ob Dieser oder Jener an Wahnsinn leide oder nicht. Denn 1) kann ein Mensch den vollkommenen Gebrauch aller Seelen- und Gemüthskräfte haben, über Alles Andere richtig urtheilen und richtig handeln und doch in einem Punkte ein Narr seyn. Wird aber dieser Punkt nicht im Gespräche berührt (und wie leicht ist dieß möglich?) oder findet der Kranke sonst keine Veranlassung, von selbst darauf zu kommen, so wird es keinem in den Sinn kommen, ihn für irresinnig zu erklären. 2) Sind die Zeugnisse und Aussagen der meisten Menschen, die zu der näheren Umgebung solcher Kranken gehören, größtentheils unzuverlässig, denn eines Theils reichen ihre Verstandeskräfte zu einer schärferen Beobachtung nicht hin, andern Theils beachten sie eine einzelne fixe Vorstellung nicht, weil sie sonst den Kranken in allen

Anderem richtig urtheilen und handeln sehen. 3) Werden fixe Vorstellungen bei manchen Kranken erst mit der Zeit groß und mächtig, und erst wenn sie dieß werden, treten sie damit hervor. Endlich giebt es Kranke, die entweder aus einem noch übriggebliebenen Schamgefühl ihre fixe Vorstellung vor Anderen verbergen, oder wenn derselben gewisse Befürchtungen zum Grunde liegen, aus Mißtrauen damit nicht herausrücken. Der Erfinder irgend eines Geheimnisses kann nicht sorgfältiger über dieses wachen, als manche dieser Kranken über die Geheimhaltung ihrer fixen Idee.

Es giebt verschiedene Grade dieser Krankheit, d. h. der Grad von Wichtigkeit, den ein Kranker auf seine fixe Vorstellung legt, ist verschieden. Während sie bei dem Einen fast alles Denkvermögen absorbirt, er nichts hört und sieht, als nur sie, alle ihn umgebenden Objecte damit in Verbindung setzt, und alle seine Handlungen ihr gemäß einrichtet, tritt sie bei dem Anderen nur gelegentlich hervor und stört weder sein übriges Denken noch sein Handeln. Der letztere Punkt verdient besonders beachtet zu werden, denn ihm ist es hauptsächlich zuzuschreiben, daß nicht wenige Monomaniaci gar nicht zu den Wahnsinnigen, sondern nur zu den Sonderlingen gezählt werden. Es können mit ihnen viele Menschen an einem Orte zusammen leben, ohne ihren Zustand zu erkennen. Sie gleichen einem musikalischen Instrumente, auf welchem *ein* Ton nicht anspricht und auf dem man spielen kann, wenn man nur diesen mangelnden Ton vermeidet.

Zur Bestätigung des Gesagten muß ich auch hier wieder mehrere theils fremde, theils eigene Erfahrungen anführen, von denen ich die letzteren, was wohl zu bemerken, nicht in Irrenhäusern, sondern im geselligen Leben gesammelt habe.

Der lebende Pariser Kritiker *Castil-Blaze*, welcher

lange die Feuilletons über Musik in dem Journal des Débats schrieb, glaubte lange, auf seiner rechten Wange sitze beständig eine Fliege. Er scheuchte sie hundertmal in einer Stunde weg; wenn er nicht ganz in Gedanken vertieft war, fuhr er selbst beim Arbeiten unaufhörlich mit der Hand nach der Wange. Kaum hatte er die phantastische Fliege verjagt, so kam sie wieder und immer wieder. Er wurde vor drei Jahren durch eine List des Doctors Emery geheilt, indem dieser ihm eine klebrige Salbe auf die Wange strich, an der die Fliege hängen bleiben sollte, und dem Kranken eine wirkliche, in Bereitschaft gehaltene Fliege vorzeigte. Diese Geschichte hat den Stoff zu dem lustigen Vaudeville: Fich-ton-kang geliefert, welches am Hofe von Peking spielt, dem Kaiser von China die Einbildung des Herrn Castil-Blaze aufbürdet und denselben von einem französischen Charlatan geheilt werden läßt.*)

Ein Mann in meiner Nähe hatte die fixe Vorstellung, daß alles Unglück in der Welt von dem Genuß des Schweinefleisches abhänge. An einem Ort, an welchem die Bürger nicht mit den Behörden zufrieden waren, schickte er an die letzteren wiederholte schriftliche Vorstellungen ein, worin er zur Verhütung fernerer Störungen das Verbieten des Schweinfleisch-Essens dringend empfahl. Er wendete sich an die geistlichen Behörden, um auf das Verderbliche dieses Genusses auf den Kanzeln aufmerksam zu machen; ja selbst durch Maueranschläge suchte er seine Zwecke zu erreichen.

Ein junger, sonst ganz gesunder und vernünftiger Mann hatte die krankhafte Einbildung, daß er vermöge seiner Willenskraft seine blauen Augen in schwarze und seinen etwas

---

*) Morgenblatt. No. 264. Jahrg. 1842.

verwachsenen Rücken in einen geraden umwandeln könne, eine Einbildung, von der er in der Folge in einer Irrenanstalt geheilt wurde. Der Prof. M., ein bekannter Schriftsteller, bildete sich ein, einen Pferdefuß zu haben.

Ich selbst kannte einen jungen, lebenslustigen, sonst ganz vernünftigen Mann, der keine Knochen sehen konnte. Fand er einen solchen auf dem Wege, so machte er einen Umweg, um nicht an ihm vorbeipassiren zu müssen. Seine Frau mußte sorgfältig alle Knochen von dem Fleische entfernen, ehe sie es auf den Tisch trug. Die erste Veranlassung zu dieser sonderbaren Abneigung soll eine Wohnungsveränderung gegeben haben. In seinem Wohnzimmer war nämlich kurz zuvor, ehe er es bezog, einer seiner Bekannten gestorben. Er glaubte deßhalb, es lägen von diesem noch Knochen unter dem Stubenboden, aber ohngeachtet dieser aufgebrochen und frisch mit Sand ausgefüllt worden war, verließ ihn doch nicht seine sonderbare Idee.

Der englische Lord Stanley war, bis auf eine einzige Ausnahme, aller Schmeichelei unzugänglich. Man mochte ihm von seinen staatsmännischen Talenten, von seinem scharfen Blicke, von seinen gediegenen Kenntnissen, von seiner schlagenden Beredsamkeit sprechen — er hörte es an und nahm es schweigend hin. Sagte man ihm aber, daß man von seiner wundervollen Fähigkeit gehört habe, täuschend wie ein Meerschwein zu quieken und daß man in einer Probe einen besonderen Beweis seiner Güte erkennen würde — was geschah? Lord Stanley erröthete, zögerte, gleich einer siebenzehnjährigen, eben aus der Pension gekommenen Miß, betheuerte, daß Das nicht der Erwähnung werth und eigentlich großer Unsinn sey, ließ sich einige Zeit bitten, hustete dann, spitzte die Lippen und quiekte à la Meerschwein — süperb, innerlich überzeugt, daß er nöthigenfalls sein Brod sich damit verdienen könne. *)

Bekanntlich haben englische Aerzte neuerlich ihre Landsleute gegen die Behauptung in Schutz genommen, daß unter ihnen Geisteskrankheiten häufiger seyen, als bei anderen Nationen und im Allgemeinen mag jene Behauptung allerdings unwahr seyn, aber im Punkte der Eigenthümlichkeiten, Sonderbarkeiten und Monomanien scheinen sie, in so weit man aus den Besuchen der nach Teutschland kommenden Engländer zu schließen berechtigt ist, es allen anderen Nationen zuvor zu thun. Es mag hier noch ein anderes diesem Volke zugehöriges Beispiel folgen.

Im Gasthause zum Erzherzog Karl in Salzburg logirte vor Kurzem ein alter Engländer, dem, als er 34 Jahre alt war, eine Kartenschlägerin aus dem Kaffeesatze prophezeit hatte, daß er 4 Wochen nach seinem Einzuge in seine neue Wohnung sterben würde. Als ein sehr abergläubiger Mann kündigte er noch an demselbigen Tage seine Wohnung auf, und begab sich, um dem unerbittlichen Fatum aus dem Wege zu gehen, auf Reisen. Es war, wie er selbst erzählt, am 16. Oct. 1786, als er seine Vaterstadt Liverpool verließ. Seit jenem Tage reist er rastlos in der Welt umher, bleibt in keiner Stadt und in keinem Hotel länger als 14 Tage, und ist nun bereits 53 Jahre auf der Reise. Vor Kurzem hat er in der ungarischen Krone zu Wien seinen 87. Geburtstag gefeiert, sieht aber so gesund und frisch wie ein Fünfziger aus. Es giebt fast keinen Gasthof der civilisirten Welt, in welchem er nicht wenigstens 2 bis höchstens 14 Tage gewohnt hätte. **)

---

*) The internal man. Lond. 1841.

**) Der Correspondent von und für Deutschland. No. 85. Jahrgang 1840.

Man könnte den alten Mann beneiden um das Gefühl der Sicherheit, die ihm seine, sich nun bereits durch viele Jahre bewährende Reisemethode verschafft hat.

In weniger glücklicher Situation befand sich ein alter Obrist, Herr v. D., dem, als er Adjutant des nachmaligen Obristen Gustavson war, vor langen Jahren zugleich mit diesem prophezeit worden war; und zwar sagte die Wahrsagerin dem damaligen Könige: „Sie werden weit von Ihrem Königsthrone als Privatmann sterben.“ Dem jetzigen Obristen aber prophezeite sie, er werde durch sein eigenes Licht verbrennen. Schon bei der Thronbesetzung Gustavs wurde dem Obristen übel zu Muthe und seine Besorgniß steigerte sich noch mehr, als auch der letzte Theil der Prophezeihung bei dem Könige eintraf. Er lebt nun in ewiger Angst, auf eine oder die andere Weise in Feuer und Flammen aufzugehen, ja er ist seit Jahren schon fest überzeugt, dem Schicksal nicht entrinnen zu können. Dennoch thut er Alles, was in seinen Kräften steht, die fatale Katastrophe so lange wie möglich hinauszuschieben. Deßhalb bringt er die Abende niemals zu Hause, sondern meistens bei seinen Freunden zu, bei denen er auch sein Abendbrod einnimmt. Alle Brennmaterialien und feuerfangenden Gegenstände sind sorgfältig aus seinem Haushalt verbannt. Auch im strengsten Winter brennt kein Flämmchen in seinem Ofen. In doppelter Kleidung, in Pelz und Decken eingehüllt, verbringt er, wenn er nicht ausgehen kann, im dunkeln Zimmer die Abende und wenn es nicht zu vermeiden ist, ein Licht anzustecken, so sind Vorrichtungen getroffen, die es ihm unmöglich machen, mit der Flamme in Berührung zu kommen. Schwefelfäden, Zündhölzer, Tabackspfeife und Spirituslampe sind seine geschwornen Feinde. Dagegen bezeichnet er den Asbest als das Wohlthätigste aller Naturprodukte, und dennoch machen sich seine Freunde häufig den grausamen Scherz, ihm einen oder den andern dieser Gegenstände, durch Einwickelungen verhüllt, in die Hände zu spielen, wobei er stets in Schrecken und Zorn geräth. *)

Härlin **) kannte einen Mann, der ganz vernünftig war, bis auf die fixe Idee, daß ein Baron von Armkreuz ihm ein homöopathisches Sümmchen von einer Billion Thaler vermacht habe.

Ich wurde einst wegen einer vornehmen, gebildeten und übrigens ganz vernünftigen Dame um Rath gefragt, welche von der sonderbaren Vorstellung gequält wurde, daß sie durch irgend einen Gegenstand, den sie berührte, angesteckt werden könne. Sie setzte sich auf keinen Stuhl, kein Sopha, den sie nicht zuvor mit einem reinen Tuch bedeckt hatte, berührte keinen Tisch, der nicht zuvor abgewaschen worden war. Alles, Teller, Löffel, Messer, Gabel, Schüssel, Thürklinke u. s. w. wurde, bevor sie diese Gegenstände anfaßte, von ihr selbst gewaschen, so daß das Waschen und Scheuern den ganzen Tag kein Ende hatte. Ein ganz ähnliches Beispiel von einem mit derselben Vorstellung behafteten Manne wurde mir vor einigen Jahren von einer seiner Verwandten in Carlsbad erzählt.

Vor einigen Jahren kam eine sonst ganz gesunde Bäuerin zu mir und erzählte, sie sey vor einiger Zeit in ein Haus gekommen, wo eben eine liederliche Frau beschäftigt gewesen sey, ihre Geschwüre an den Geschlechtstheilen zu verbinden. Dieser Anblick habe bei ihr einen solchen Widerwillen erregt,

---

*) Der Correspondent von und für Deutschland. No. 65. Jahrgang 1840.

**) Die Homöopathie im Lichte des gesunden Menschenverstandes. Stuttgart 1834.

daß sie glaube, selbst angesteckt worden zu seyn, denn seit der Zeit habe sie an diesen Theilen ganz eigenthümliche, schmerzhafte Gefühle. Ich glaubte, sie wollte durch dieses Mährchen nur eine auf andere Weise erlangte syphilitische Ansteckung verdecken und drang auf Untersuchung, die sie auch sogleich bewilligte, wobei sich aber nicht eine Spur einer unreinen Behaftung ergab. Ich tröstete sie hierauf mit der Versicherung, auf diesem Wege, durch bloße Anschauung, sey bei einer solchen Krankheit gar keine Ansteckung möglich. Sie ging, ohne indeß durch meine Trostgründe beruhigt zu seyn, denn nach einigen Tagen kam sie schon wieder, versicherte mich, daß die schmerzhaften Gefühle sich von Tag zu Tag steigerten und drang auf nochmalige genauere Untersuchung, die jedoch eben so wenig etwas ergab, als die erstere. Bald darauf kam sie zum drittenmal mit derselben Klage. Obgleich nun auch jetzt die Untersuchung ein gleiches negatives Resultat ergab, so wollte ich doch die arme Frau nicht länger ihrer Selbstqual überlassen und verordnete ein gleichgültiges Mittel. Sie kam noch mehreremale, um sich verordnen zu lassen, wurde aber endlich von ihrem Irrwahne geheilt durch — etwas gefärbtes Wasser.

Fälle, wo dergleichen Geisteskranke mir Speisen, Getränke und andere Gegenstände brachten, um sie chemisch zu untersuchen, weil sie dieselben für vergiftet erklärten, sind mir mehrere vorgekommen und werden wohl auch anderen beschäftigten Aerzten vorgekommen seyn.

Einen der merkwürdigsten und zugleich verstecktesten Fälle von solchen Monomanien aber, die mir in meinem praktischen Leben vorgekommen, will ich in Folgendem zu beschreiben versuchen. Eine vornehme, sowohl an Eigenschaften des Geistes als des Herzens sehr ausgezeichnete Dame, die früher lange in der großen Welt und da mit Personen vom höchsten Rang gelebt hatte, zog sich mit ihrem Mann, mit dem sie in sehr glücklicher Ehe lebte, ja den sie wie ihren Abgott verehrte, auf ein Landgut zurück. Nichts fehlte ihr hier zu ihrem Glücke, denn, obwohl der Abstand zwischen ihrem früheren glanz- und geräuschvollen Leben und ihrem jetzigen einsamen sehr groß war, so hatte sie nicht allein Mittel genug, um sich alle äußeren Annehmlichkeiten zu verschaffen, sondern war auch so reich im Umgang mit ihrem geliebten Gatten, daß sie gerne allen Ansprüchen entsagte, und mehr, als es nöthig, ja, mehr als es wohl für sie gut war, den Verkehr mit anderen Menschen beschränkte. Sie wußte sich zweckmäßig zu beschäftigen, correspondirte mit auswärtigen Freunden, las viel, übte Werke der Wohlthätigkeit, erging sich im Sommer viel im Freien, beschäftigte sich mit Gartenanlagen, vor Allem aber war die Würze ihres Lebens ihr getreuer Gatte, der sie auf allen ihren Wegen begleitete, ihr vorlas, mit ihr in den langen Winterabenden sich unterhielt u. s. w. Mit einem Worte, sie führten zusammen ein Leben wie Philemon und Baucis und dieß zwar lange Jahre und bis in's hohe Alter. Sie hatten einen einzigen Sohn, der entfernt von ihnen lebte, und welchem die Mutter in früheren Jahren mit großer Liebe zugethan war, gegen den sie aber späterhin, wahrscheinlich in Folge nachtheiliger Einflüsterungen von Menschen, die ihm übel wollten, ein großes Mißtrauen hegte, das ihr selbst durch Zureden ihres Mannes nicht ausgeredet werden konnte. Sie hörte, daß er mit Personen in Verbindung getreten war, die sie nicht leiden konnte, glaubte, daß durch den Umgang mit ihnen seine Liebe gegen sie Abbruch erlitten habe und vermuthete sogar, daß er sich dadurch verleiten lasse, gegen ihr und ihres Mannes Interesse zu handeln. So standen die Sachen, als plötzlich ihr Mann starb. Dieses traurige Ereigniß machte auf sie den tiefsten Eindruck; sie glaubte, diesen Verlust nicht ertragen zu können und ihr einziger Gedanke war nur der, mit ihm bald durch den Tod vereinigt zu werden. Bald nach ihres Mannes Tode zog ihr Sohn mit seiner liebenswürdigen Tochter zu ihr in's Haus, aber obschon sich beide auf das Eifrigste bemühten, ihr ihren Kummer erträglich und das Leben angenehm zu machen, so blieb doch Alles dieses ohne Erfolg, ihr Mißtrauen gegen den Sohn, zu dem dieser auch nicht die entfernteste Veranlassung gab, steigerte sich mit jedem Tage und es bildete sich in ihr die fire Vorstellung aus, derselbe beabsichtige, sie noch bei ihren Lebzeiten um den Besitz ihrer Güter zu bringen und unterhalte deßhalb geheime Verbindungen mit auswärtigen Verwandten und Regierungen. Es bestand ihrer Meinung nach ein geheimes Complot gegen sie, woran die Minister N. im Königreiche Pr. und A. im Königreiche B. Antheil nahmen. Selbst ihr unbekannte und mit ihr nicht in der entferntesten Verbindung stehende Personen, als den Dichter R. und einen Baron v. W. glaubte sie in dieses Complot verwickelt. Von Tag zu Tage glaubte sie, es werde etwas geschehen, was ihre Ruhe stören und sie in dem rechtmäßigen Besitz ihres Eigenthums beeinträchtigen könne, obwohl von keiner Seite auch nur der geringste Anlaß zu diesen Befürchtungen vorhanden war. So lebte sie viele Jahre hindurch in steter Angst und Sorge. Aber der Grund aller ihrer Befürchtungen war in ihrer Brust vergraben; mit Niemand sprach sie davon, als mit ihrer Kammerjungfer und mir, ihrem Arzte. Gegen ihren Sohn und ihre Enkelin war sie scheinbar freundlich und wohlgesinnt, konnte aber über das Mißtrauen gegen den ersteren nie Herr werden und hatte selbst die Absicht, ihn zu enterben, wovon sie jedoch auf mein wiederholtes ernstliches Zureden abstand. Sie war übrigens eine so wohlwollende, religiöse, vortreffliche

Frau, daß sie sich trotz ihrer Abneigung und trotz der Herrschaft, welche jene unglückliche Vorstellung über sie gewonnen hatte, meinen Gründen gegen die Ungerechtigkeit, die sie zu begehen im Begriff stehe, nicht entziehen konnte. In den letzten Jahren ihres Lebens betrat ich nie ihr Zimmer, ohne daß sie die ängstliche Frage an mich stellte, ob ich nichts gehört habe von geheimen Anschlägen auf sie und mußte ein langes Examen bestehen, weil sie in meinen Gesichtszügen zu lesen glaubte, daß ich etwas Unangenehmes auf dem Herzen habe und es ihr nur nicht mittheilen wolle. Nur wiederholte Betheuerungen konnten sie beruhigen. Da sie wußte, daß ich der Königin von B. persönlich bekannt war, so bat sie mich einst dieser zu schreiben und sie zu bitten, im Falle etwas gegen sie im Werke sey, es mir mitzutheilen und sie in ihren Schutz zu nehmen. Ich that es zu ihrer Beruhigung und erhielt die gewünschte gnädige Zusicherung und den Trost, daß man bis jetzt von keinen geheimen Anschlägen auf sie etwas wisse. Dieß schien sie sehr zu beruhigen, aber dennoch versäumte sie nicht, mich bei jeder Gelegenheit daran zu erinnern, sie dem Schutz der Königin auf's Neue zu empfehlen. In diesem beängstigten Zustande lebte die gute Frau noch viele Jahre, bis endlich ihr sehnlicher Wunsch, mit ihrem Gatten vereint zu seyn, erfüllt ward. Sie nahm ihr Geheimniß mit in's Grab, betrauert von Allen, denen sie im Leben wohlgethan hatte und auch nicht einer von allen ihren Bekannten ahnet nur von ferne, daß die gute Frau im Leben an einer solchen Verstandesverwirrung gelitten hat, ja man würde mich Lügen strafen, wenn ich gegen sie mit einer solchen Behauptung hervortreten wollte. Ich habe unter Anderen viele Briefe von ihr an Freunde und Bekannte gelesen, in denen auch nicht der entfernteste Gedanke daran sichtbar ist, welche vielmehr im Tone eines vollkommenen vernünftigen und sich seiner selbst bewußten Menschen geschrieben sind.

Noch habe ich hier endlich einer Classe Menschen zu gedenken, die durch besondere Vorzüge des Geistes oder durch ein besonderes Talent ausgezeichnet zu seyn glauben, ohne daß sie jedoch diese Vorzüge wirklich besitzen. Auch hier wird das Bewußtseyn solcher erträumten Vorzüge zur Monomanie. Wie Lord Stanley seinen einzigen Stolz in die Kunst, wie ein Meerschweinchen zu quicken, setzte, so Andere in das Talent der Dichtkunst, Redekunst, Musik u. s. w. Ich kannte einen jungen gebildeten Mann, der sich einbildete, recht schön singen zu können und dieses Talent bei jeder Gelegenheit in Gesellschaft produciren zu müssen glaubte, ohngeachtet alle Anwesenden hätten davon laufen mögen, wenn er seine Stimme erschallen ließ. Ein Anderer, Lehrer an einer gelehrten Schule, bildete sich ein, ein vortrefflicher Reiter zu seyn, so daß sich ein Stallmeister das Vergnügen machte, ihn zu einem gemeinschaftlichen Spazierritt einzuladen und ihn bei dieser Gelegenheit durch plötzliches Anhalten seines Pferdes, während des heftigen Trabens plötzlich zum Absitzen brachte.

Ein Schullehrer dünkte sich ein großes Schriftstellergenie zu seyn, gab ein Werk nach dem andern in Druck, schrieb sie aber alle aus anderen zusammen, dedicirte sie großen Herren, schickte sie an bekannte Gelehrte und gelehrte Institute, und fand es unbegreiflich, daß er bei ihnen keine Anerkennung finde. Eine eben so große Vorstellung hatte er von seinem moralischen Werth und seinem tugendhaften Wandel, ohngeachtet er sich täglich im Trinken übernahm und zum Gespötte seiner Schüler wurde. Einmal spielte er den Braminen, aß kein Fleisch, aber desto mehr Wurst. Um seine ärmliche Lage zu verbessern, schaffte er sich Victualien an, in der Absicht, sie an Andere zu verkaufen; weil er aber dazu keinen Käufer fand und sie zu verderben drohten, kaufte er sich solche, seinen täglichen Bedarf im Voraus berechnend, selber ab. In einem Wirthshause, das er täglich besuchte, verband er sich mit einem andern Trinker zu dem Gelübde, nie mehr Branntwein zu trinken. Beide ließen sich aber den Branntwein heimlich von der Wirthin in die Küche bringen. Lose Vögel kamen dahinter, verabredeten es zuvor mit der Wirthin, ihnen ein Zeichen zu geben, wenn der eine heimlich trinke, und gaben dann dem Schullehrer davon Notiz, der sich darüber höchlich erzürnte und seinem Genossen eine scharfe Strafpredigt hielt. Des andern Tages aber kommt er an die Reihe, denn man hatte die Verabredung getroffen, daß er von dem Anderen beim heimlichen Trinken überrascht werden mußte.

Ein Anderer dünkt sich ein großer Oekonom zu seyn, schreibt kümmerliche Aufsätze über Güterbewirthschaftung u. s. w., pachtet ein Gut, fängt aber da Alles so ungeschickt an, daß er sich von jedem gewöhnlichen Bauer zurechtweisen lassen muß.

Ein Kaufmann H. in Braunschweig hat sich dergestalt in Dr. le Roi und St. Pierre le Clerc's Heilmethoden fest gerannt, daß er alle Krankheiten ohne Ausnahme mit deren Kräuterthee und Kräuterpulver heilen zu können die feste Ueberzeugung hat. Er scheint es sich zum Lebensziel gemacht zu haben, diese Heilmethode durch Schriften, Zeitungen u. s. w. auf alle mögliche Weise zu verbreiten, versichert eine große Anzahl Kranker mit seinen Mitteln geheilt zu haben, unterstützt arme Kranke mit Geld, damit sie sich von ihm curiren lassen, kündigt allen Aerzten den Krieg an und wie der Heiland sprach: stehe auf, nimm dein Bett und wandle, so sagt er zu jedem Kranken, der eine kurze Zeit Gebrauch von den göttlichen Naturkräften, die er ihm schenkt, gemacht: „stehe auf, gehe hinaus in die freie, göttliche Natur und preise und danke Gott für seine unendliche Güte und Gnade, für deine Genesung!“ — Auch Morisons Pillen hat er in seine Curmethode aufgenommen und davon binnen einem Jahre selbst nahe an 3500 Stück genommen! —

Aus Danzig wird der am 27. Dec. 18... erfolgte Tod des „Sonderlings von Zoppot“ gemeldet. Der Verstorbene war ein Herr v. Bornstädt aus reicher adeliger Familie, dem Offizierstande angehörig, hatte eine ausgezeichnete Erziehung genossen, und sich durch Reisen weiter ausgebildet. Bittere Lebenserfahrungen verdüsterten sein Gemüth und scheuchten ihn von den gebildeten Ständen zurück. Er erwählte den Stand der Dürftigkeit, ein grobes Gewand deckte die Glieder und Haupt- und Barthaar, welches keine Scheere, kein Messer mehr berührte, verhüllte bald ganz die Gesichtszüge und umschattete das Auge. So erschien er vor etwa 30 Jahren in der Gegend von Danzig und erwählte auf der damals ganz von der civilisirten Welt abgeschlossenen Halbinsel Hela das Städtchen gleichen Namens zu seinem Aufenthalte. Ein Frauenzimmer niederen Standes, dem rohen Fischerhandwerke angehörig, wurde seine Lebensgefährtin; aber er verachtete zu tief alle Einrichtungen civilisirter Staaten, als daß er sich zu einer priesterlichen Einsegnung hätte entschließen können. Eine Tochter war die Frucht dieser Verbindung, welche sammt der Mutter allerdings mit unerschütterlicher Treue bei dem Menschenfeinde ausharrte, und ihn jetzt überlebt hat. Das Städtchen Hela, so einsam es gelegen war, genügte doch der Isolirung des Menschenfeindes nicht und er erwählte deßhalb vor länger als 20 Jahren eine einsame Sanddüne bei Zoppot, um fern von allem Umgange mit Menschen sein Leben zu beschließen, dessen einfache Bedürfnisse zu befriedigen eine kleine Pension hinlänglich Mittel bot, da er z. B. jedes Mobiliar als verächtlichen Luxus verschmähte und selbst nur eine Schütte Stroh auf dem harten ungedielten Boden zu seinem Lager bestimmte. Das poetische Gemüth machte sich zuweilen in der Einsamkeit Luft, und gegen nicht ganz unbedeutende Bezahlung wurden vor mehreren Jahren wunderliche Aufsätze von ihm in das Danziger Intelligenzblatt aufgenommen, deren Sinn zu entziffern Manche vergeblich einen Schlüssel suchten. Nur in dunkeln Mitternächten, wenn Sturm und Regen tobten, und die Gewißheit gaben, daß alle Einwohner längst den Schutz ihrer Behausung gesucht hatten, dann bestieg er sein morsches Thurmgerüst und donnerte mit entblößtem Haupte und ausgebreiteten Armen, das braune Gewand weit ab im Sturme flatternd und die beinahe nackte Gestalt zeigend, in rhapsodischen Absätzen und poetischen Ergüssen Flüche auf das ihm verhaßte Menschengeschlecht. Als Zoppot vor 20 Jahren anfing ausgebaut zu werden, soll der darüber Erschreckte noch dann und wann den arbeitenden Handwerkern entgegen getreten seyn, und im poetischen Rhythmus von dem verruchten Vorhaben abgemahnt haben. Als aber die Civilisation ihm immer näher rückte, ihn bald einholte, und endlich einschloß, da zog er sich gänzlich in seine düstere Wohnung zurück, wo er endlich, seinem Vorsatze auch sterbend treu, in Lumpen gehüllt, auf hartem Strohlager am Boden ausgestreckt seinen starken Geist aushauchte. Er war ein Held für seine Idee, und wenige Sterbliche dürften eine solche unerschütterliche Beharrlichkeit in einer Sache gezeigt haben.

Hierher gehört auch die Schilderung eines Pfarrers, welche Wilhelm Dorow*) mittheilt: „Zuweilen erschien

*) Erlebtes aus den Jahren 1790—1827. 3. Th. Leipz. 1845. S. 18.

auch bei meinem Stiefvater Bock der Pfarrer Mayr, — doch scheu, schleichend, unheimlich umherschreitend und sorgsam um sich spürend, eine höchst auffallende Persönlichkeit. Er war geheimer Secretair beim Minister Wöllner gewesen, studirte später in Greifswalde Theologie; ein reicher Engländer Turney, der daselbst mit ihm studirte, adoptirte ihn. Nachdem er in dem Kreise der Geisterbeschwörer in Berlin in den Jahren 1791—95 eine frevelhafte Rolle gespielt und dabei selbst die uns heiligsten Gestalten dargestellt, wurde er mit einem guten Stück Geld belohnt, kam in sein Geburtsland Ostpreußen und ward Prediger in Königsberg in Preußen an der Sackheimschen Kirche. Mayr's äußere Erscheinung war außerordentlich zu nennen: ein kleiner, krummer Mann, schielend, glatzköpfig, schwache Kinderbeinchen, auf denen ein breiter Rumpf und ausgedehnter Schädel ruhte, die Stirne hochgewölbt, vielfach von feinem, kleinem Geäder durchzogen, sein Gang schleichend; sein Staatsanzug beim Besuche der Freimaurer-Logen und wenn er nicht als Prediger fungirte, höchst sonderbar: Schuhe mit großen blitzenden Schnallen, schwarz seidene Strümpfe, schwarz atlasne Beinkleider und Weste, ein orangefarbener Leibrock mit großen mit schwarzem Tuch überzogenen Knöpfen besetzt. Einstens erschien er in großer Gesellschaft mit umgehängtem langen weißen Laken, an dem er oben rund umher kleine schwarze Katzenschwänze angeheftet hatte, — einem Herzogsmantel ähnlich, und versicherte: „das ist das Costüm, in welchem ich oben bei Gott erscheinen und es auch beibehalten werde.“ Es war ihm grausenhafter Ernst! Er selbst war das seltsamste Gemisch von Vernunft und Wahnsinn, Herzensgüte und Bosheit, Tiefsinn und Gemeinheit; — einen solchen Knäuel des Heterogensten zu entwirren muß einer höheren Intelligenz, als die menschliche ist, überlassen bleiben. Ein

Gesicht aus der Apokalypse verwirklichen wollend, verschlang er den größten Theil eines Bibelexemplars, trug aber statt der gehofften Erleuchtung ein hitziges Fieber mit Wahnsinnsymptomen davon. Er verfiel, wie er selbst erzählte, durch das Nachsinnen über das Geheimniß der Trinität in Geistesverrückung, schoß mit Pistolen von der Kanzel und verwundete wirklich einen bei seiner Predigt eingeschlafenen Mann, auf den er mit den Worten schoß: „dich will ich wecken!" In lichten Intervallen zeigte er viel Geist, woraus sein vertrauter Umgang mit Hamann, Kant, Hippel, Bock, Werner und andern genialen Köpfen erklärlich wird. Endlich — wozu auch vielleicht Gewissensregungen Anlaß gegeben haben mögen, fiel er in völlige Raserei und wurde in einem Privathause an Ketten gelegt, doch nach mehreren Monaten wieder hergestellt. Als D. einst mit ihm bei dem Hause vorbei ging, worin er eingesperrt gewesen, zeigte er darauf hin und sagte: „Da liegt meine Buß- und Marterkammer; da hab' ich gelitten und bin oft blutig gepeitscht worden; mir ist schon recht geschehen; ich habe gegen den gefrevelt, und in dessen Gestalt Komödie gespielt, darin betrogen, in der Gestalt dessen, der für uns Alle gelitten hat, und gestorben ist," bei welcher Rede er laut zu weinen anfing, so daß die bei uns Vorübergehenden aufmerksam wurden. Er besuchte zuweilen D. elterliches Haus und führte dunkele apokalyptisch klingende Gespräche mit D. Stiefbruder Rafael Bock. Alles erfaßte Mayr materiell; beim Abendmahl wollte er wirkliches Blut und Fleisch hervorbringen. Alle Kulten mischte er, hörte oft an einem Tage des Morgens Messe auf seinem Angesichte liegend, predigte dann in der protestantischen Kirche und ertheilte die Kommunion und endete den Tag mit Besuch der Mennoniten-, der Herrenhutergemeinde, der Synagoge und der Freimaurer-Loge. Die von ihm stets festgehaltene Ansicht, welche ihm die Welt als einen fortwährenden Kampf zwischen Illumination, als den Lichtträgern und Jesuiten, als den Emissairen der Finsterniß, betrachten ließ, gränzte abermals an Wahnsinn. Mayr's Streben ging nicht blos auf spirituelles Licht, sondern auch auf den lapis philosophorum; er gehörte einer Gesellschaft von Adepten an, die freilich längst verschwunden ist. Literarische Bildung besaß er wenig, war durchaus nicht mit der Zeit fortgegangen; seine Kanzelvorträge waren schlecht, gleichwohl spendete er im persönlichen Umgange wahre Goldstücke, die manchen geistesarmen Schlucker reich gemacht haben würden. Das Mißtrauen, das in späteren Jahren Samuel (Z. Werner) gegen Sincerus (Mayr) faßte, gehört zu den Beweggründen von Werner's Uebertritt zum Katholizismus und Priesterthum."

In Upsala lebte ein Professor der Theologie, Ordmann, ein Orientalist, der wegen seiner großen Gelehrsamkeit sehr geschätzt war. Er war Rector einer gelehrten Schule gewesen und hatte kurz vor seiner Berufung nach Upsala an einem Fieber gelitten. Von jetzt an beherrschte ihn die fixe Idee, daß er nur leben könne, wenn er durchaus die Luft von sich entfernte und im Bette bliebe. Nach Upsala ließ er sich hinbringen in einem fest verschlossenen Wagen, ganz von Betten umgeben, auch als Professor verließ er das Bett nie. Vor diesem mußten seine Zuhörer sich versammeln, Bücher und Papiere lagen auf dem Bette und auf nahestehenden Tischen, ihm erreichbar. Hier empfing er auch die Besuche — er war durchaus kerngesund; sein Anblick war nicht der angenehmste, denn für die Reinlichkeit war wenig gesorgt. Der lebhafte Mann bewegte sich mit großer Lebendigkeit, richtete sich auf, warf sich wieder hin, sprach und gesticulirte heftig, die Bettdecken, seine Papiere flogen um ihn her. Von seiner seltsamen Grille durfte nicht gesprochen werden. Er starb im hohen Alter.*)

§. 19.

Dergleichen Monomaniaci gehen zu Dutzenden in der Welt umher, jedes Kind kennt sie, sie sind die Carricaturen zur Belustigung der Gesellschaft, vorausgesetzt, daß sie ihre fixen Ideen nicht, wie meine vornehme Dame, in sich verschließen, sondern sie der Menge Preis geben; sie stehen in Würde und Amt, besorgen eigene und fremde Angelegenheiten, so lange ihre fixe Idee nicht in fremde Interessen eingreift; man respectirt ihre Zeugnisse vor Gericht, man vertraut ihnen Geld und Gut an, mit einem Worte, sie gelten so viel, als andere Leute auch, obwohl einer und der andere an ihrer gesunden Vernunft zweifeln oder sie im Stillen belächeln mag. Ihre Brüder finden wir in den Irrenhäusern, dort sind sie die Kaiser, Könige, Herzöge u. s. w., dort sind sie unfähig, irgend ein Amt zu verwalten, ihren eigenen oder fremden Angelegenheiten vorzustehen, Zeugniß vor Gericht abzulegen u. s. w. Was macht sie unfähig dazu, während man denen außer dem Irrenhause, die doch an gleichen fixen Ideen leiden, alle jene Befugnisse zugesteht? Haben sie etwa nicht die Fähigkeit über Gegenstände, die mit ihren fixen Ideen in keiner Verbindung stehen, richtig zu urtheilen? fehlt es ihnen an Einsicht, gut und böse von einander zu unterscheiden? Keineswegs. Warum aber, frage ich, sperrt man sie ein, während man jene frei laufen läßt? Ohne Zweifel, deßhalb, weil ihre Wahnvorstellungen in die Interessen Anderer eingreifen, weil sie der öffentlichen Ruhe und Sicherheit

*) Henrich Steffens, was ich erlebte. IX. Bd. S. 173.

gefährlich werden können. So lange der eingebildete Kaiser und König mit seiner Würde im Stillen zufrieden ist, so lange er nicht die Krone eines wirklichen Königs in Anspruch nimmt, nicht haben will, daß wir unsere Kniee vor ihm beugen sollen, so lange er bei seiner Königswürde nicht verabsäumt, was er als Staatsbürger, als Beamter u. s. w. zu thun und zu leisten hat, mag er immerhin König seyn wollen, was kümmert es uns? Aber, frage ich, sind wir auch im Stande, in allen Fällen die Gränze genau anzugeben, wo der Monomaniacus noch auf seine eigene Hand an seinem Luftschlosse baut oder wo er Anderen damit das Licht und die Aussicht versperrt? ist der Schade, den er sich und Anderen durch seine Wahnvorstellung bringt, nur der Maßstab, an dem wir seinen Wahnsinn messen? und wie steht es um unser Urtheil über ihn und seine Handlungen, wenn er seine fixe Idee in seinem Innern vergräbt, wie meine Dame, wenn sie nicht einmal seine nächsten Umgebungen kennen, geschweige denn die übrige Welt? Hier darf man wohl mit Härlin*) sagen, die Lehre von den fixen Ideen, dieses Hereinragen der Narrheit in das Gebiet des Verstandes, sey wohl sehr im Dunkeln.

Es wird wohl Niemand abläugnen wollen, daß wir uns mit diesen sonderbaren Anomalien des menschlichen Verstandes schon auf dem Gebiete des Wahnsinns befinden, und daß es dabei gleichviel ist, ob sie im Stillen gehegt und gepflegt werden, oder aller Welt zur Schau stehen, ob sie in das gesellige Leben eingreifen, die Wohlfahrt des Kranken oder Anderer stören oder nicht, denn dieß hängt ja zunächst nur von der Eigenthümlichkeit der fixen Ideen, von den Ver-

---

*) A. a. O.

hältnissen des Kranken zur menschlichen Gesellschaft, von dem größeren oder geringeren Gewicht, das er auf seine krankhafte Vorstellung legt und von andern Umständen ab. Der Gelehrte, der seine Wahnvorstellung in seinem Dachstübchen ausbrütet und groß zieht und Anderen nicht damit zu nahe tritt, wird höchstens von seinen Freunden und Bekannten verlacht, während der Beamte, der Kaufmann u. s. w., der mit der Welt im steten Verkehr steht, damit allenthalben anstößt. Deßhalb hören aber beide nicht auf, Monomaniaci zu seyn. Sie werden es auf demselben Wege, wie Kinder, auf deren übele Angewohnheiten man nicht zeitig genug aufmerksam ist, und so wie diese oft nicht wissen, daß sie solche Angewohnheiten haben, so schleicht sich auch bei ihnen unvermerkt die falsche Vorstellung ein und nimmt einen typischen Charakter an; ja, diese Vorstellung genießt am Ende gleiche Rechte, wie die wahre, den lügenhaften Erzählungen mancher Menschen gleich, die sie so oft erzählen, bis sie am Ende selbst daran glauben. Schon Esquirol erinnert daran, daß eigenthümliche Capricen, Gewohnheiten, Unregelmäßigkeiten, wenn sie bei Kindern vorkommen und nicht von Eltern und Erziehern überwacht werden, die Grundlagen zu darauf folgenden Geisteskrankheiten legen.

§. 20.

Gleichwie die übrigen Seelenthätigkeiten, so ist auch das Gemüth von dergleichen Anomalien nicht frei. Unter allen, dem Seelenleben angehörigen Vermögen ist es das wandelbarste, und bietet die zahlreichsten Manchfaltigkeiten dar. Schon in Hinsicht der angeborenen Gemüthsanlagen herrscht unter den Menschen eine große Verschiedenheit. Während der eine ruhig, ist der andere unstät, unschlüssig und unbeständig; während der eine munter, heiter, freundlich und zufrieden, ist der andere traurig, mürrisch und unzufrieden; während der eine offen und treuherzig, ist der andere verschlossen und in sich gekehrt; während der eine muthig und beherzt, ist der andere furchtsam und ängstlich u. s. w., und schon im kindlichen Alter zeigen sich Spuren dieser verschiedenen Gemüthsanlagen.

Mit der Leibesconstitution steht das Gemüth in enger Verbindung. Seine Anlagen, seine Stimmung und sein Charakter gestalten sich mit dem veränderten Zustande der Leibesconstitution um; Neigungen und Abneigungen, Begierden und Leidenschaften werden anders, je nachdem der physische Zustand eine Umwandlung erleidet. Eben so stehen die leiblichen Krankheiten zum gemüthlichen Leben in genauer Beziehung, indem sie den dynamischen Zustand des Organismus verändern und dadurch insbesondere auf das Gefühlsvermögen wirken, ja es ist wohl keinem Zweifel unterworfen, daß Krankheiten mancher Organe eben so gewisse Gemüthsbewegungen in ihrem Gefolge haben und erregen, als diese wieder jene hervorrufen, wie z. B. Krankheiten der Leber eine zornige, der Milz eine ärgerliche, des Herzens eine ängstliche Gemüthsstimmung erzeugen.*)

Zu jenen Anomalien des Gemüths gehören namentlich Affecte und Leidenschaften. Sie sind gleichsam als Krankheiten der gemüthlichen Sphäre anzusehen oder können dieß wenigstens werden, wenn sie einen hohen Grad erreichen. Wir können gewissermaßen den Affect einem einzelnen Fieberparoxysmus vergleichen, der bald vorüber geht und nur einen unbehaglichen Zustand zurückläßt, während die Leidenschaft einer hartnäckigen Krankheit ähnlich ist, die nicht allein

*) Siehe Starks allgem. Pathologie. II. Abth. S. 1270.

lange dauert, sondern auch durch die Dauer selbst noch an Intensität gewinnt und durch keine Arzneimittel gehoben werden kann.

§. 21.

Affecte und Leidenschaften stehen aber auch in einer näheren Beziehung zum Wahnsinn. Sie sind in vielen Fällen die Eingangspforten zu diesem kranken Seelenzustande und manche Arten von Wahnsinn sind nichts Anderes, als zu einem excessiven Grade gesteigerte Leidenschaften. Die Leidenschaft breitet sich in solchen Fällen mit solcher Macht über alle Gefühle und Seelenfähigkeiten aus, daß sie letztere unumschränkt beherrscht und endlich Besinnung und Bewußtseyn verloren gehen. Kehren nun auch letztere bei zweckmäßiger Behandlung wieder, und gewinnt die Selbstbeherrschung in so weit die Oberhand, um einigermaßen den excessiven Gefühlen und Begehrungen Zaum und Zügel anzulegen, so läßt sich doch die Leidenschaft selten in so weit bezähmen, daß alle Anregungen dazu auf immer verschwänden und sie nicht bei günstigen Veranlassungen wieder auf's Neue hervorbräche, eine Bemerkung, die ich in der Irrenpraxis sehr oft zu machen Gelegenheit gehabt habe. So lange der Irre noch durch Reden, Handlungen, ja selbst durch verstohlene Blicke und Geberden eine Hinneigung zu der Leidenschaft zeigt, die ihn in Wahnsinn stürzte, kann man auf dauernde Heilung nicht rechnen; ja, selbst dann, wenn keine solche Merkmale vorhanden sind, die auf eine fortdauernde Beschäftigung der Phantasie mit dem Gegenstande der Leidenschaft hinweisen, läßt sich diese nicht verbürgen. Man glaubt sich oft einer gelungenen Cur erfreuen zu können, wenn der Kranke nicht nur im vollkommenen Besitz seiner Seelenkräfte ist, sondern auch im Gespräche seine Abneigung, ja selbst seinen Abscheu gegen frühere in der Leidenschaft begangene Handlungen zu erkennen giebt. Aber man darf dabei nicht vergessen, daß dem Kranken, eingeschlossen in die vier Wände einer Irrenanstalt und entfernt von den Lockungen der äußern Welt, alle Gelegenheit, seiner Leidenschaft zu fröhnen, genommen ist. Er würde gesund bleiben, müßte er nicht wieder mit Welt und Menschen in Verkehr treten, und drängen nicht alle Versuchungen wieder auf ihn ein, die früher der Erregung und Unterhaltung seiner Leidenschaft günstig waren. Ich habe Beispiele erlebt, wo geheilte Irre, denen ich hinreichende Selbstbeherrschung zutraute, um wieder in ihre früheren Verhältnisse zurückzutreten, kaum einige Tage entlassen, wieder in ihre früheren lasterhaften Gewohnheiten und in Folge dieser auch in ihre frühere Krankheit zurückfielen.

§. 22.

Unter den Affecten ist der Zorn schon von den Alten furor brevis genannt worden und man hat selbst in der gerichtlichen Medicin einen Grad dieses Affectes anerkannt, bei welchem die in demselben begangenen Handlungen in Hinsicht auf ihre Zurechnungsfähigkeit auf gleicher Linie mit denen der Tobsucht stehen (Excandescentia furibunda). Aber abgesehen von dieser transitorischen Zornwuth, von der, wenn sie vorüber gegangen, der Mensch bald wieder zur Besinnung und selbst zur Reue über Das, was er in diesem Zustande gethan, zurückkehrt, liegt auch jenem fortgesetzten, das ganze Geistes- und Gemüthsleben des Menschen in Anspruch nehmenden und seinen Charakter gänzlich verkehrenden Grimm, der nur in der Befriedigung seiner Rache Beruhigung findet, ein Seelenzustand zum Grunde, der, wenn er auch nicht selbst Wahnsinn ist, doch ihm sehr nahe steht. Schon Seneca (de ira lib. I. c. 1.) sagt: aeque (ac insania) enim (ira) impotens sui est, decoris oblita, necessitudinum immemor, in quod coepit pertinax et intenta, rationi consiliisque praeclusa, vanis agitata causis, ad dispectum aequi verique inhabilis, ruinis simillima, quae super id, quod oppressere, franguntur. Obschon also der Mensch Zeit hat und fähig ist, die Folgen seiner Handlungen einzusehen und zu berechnen, so hat sich doch der Dämon des Hasses seines ganzen Wesens in solchem Grade bemächtigt, daß er nichts Anderes mehr hört und sieht, auf nichts Anderes sinnt und denkt, als wie er sich an seinen vermeintlichen Beleidigern rächen kann. Die Geschichte hat uns Beispiele von Menschen, insbesondere aus südlichen Ländern und mit heißem Blute aufbewahrt, die Jahre lang mit Racheplänen umgingen und, wenn auch mit Gefahr ihres eigenen Lebens, erst dann Befriedigung fanden, wenn sie dem Gegenstand ihres Hasses, oder war dieser nicht mehr am Leben, doch einem seiner Abkömmlinge und Verwandten den blutigen Stahl in die Brust gestoßen hatten. Gewiß ist es nicht die Furcht vor der Strafe, sondern die allgemeine Verbreitung edlerer Gefühle und die zunehmende Civilisation, die dergleichen Ereignisse in unseren Zeiten seltener werden lassen. Auch der Aerger, der eigentlich nur ein unterdrückter oder verbissener Zorn ist, weil er entweder den Gegenstand nicht erreichen kann, oder durch Feigheit oder auch durch das noch nicht ganz erstickte Gefühl eines zu begehenden Unrechts gebunden ist, kann bei manchen Menschen einen Grad erreichen, daß er nur durch eine schwache Linie von dem Wahnsinn getrennt erscheint. Es läßt sich nicht läugnen, daß er bei manchen Menschen nur durch eigene Schuld so excessiv wird und durch Selbstsucht, Verwöhnung, Vernachlässigung der dabei so nöthigen Selbstbeherrschung, alle Schranken durchbricht, zumal wenn er noch durch Nachgiebigkeit und Schonung Anderer, durch fehlerhafte Erziehung und Kränklichkeit genährt wird, allein ist er einmal mit dem Menschen groß geworden, und hat er sich seines ganzen Wesens bemächtigt, so ist er, wie der Zorn unumschränkter Gebieter des menschlichen Herzens, nur mit dem Unterschied, daß dieser in einzelnen, vorübergehenden Explosionen sich entladet, während jener, wie ein chronisches Geschwür, immer am Leben fortfrißt. Es sind mir Kranke vorgekommen, bei denen sich der Aerger zu einer Höhe ausgebildet hatte, daß ich nicht daran zweifeln konnte, es habe sich mit der physischen Krankheit auch eine psychische verbunden. Was irgend eine krankhafte Phantasie in sich ausgebären konnte, um als Gegenstand des Aergers zu dienen, sprang aus ihrem Kopfe hervor und kam abwechselnd an die Reihe. Waren es nicht die Federn des Kissens, auf dem sie ruhten, so waren es die groben Fäden des Hemdes, das sie auf dem Leib trugen; war es nicht das zu viele Salz in der Suppe, so war es der zu wenig heiße Caffee; war es nicht das helle Sonnenlicht, das in ihr Krankenzimmer fiel, so war es die zu niedrige Temperatur in demselben u. s. f. Die zärtlichste Liebe und Sorgfalt, ja die größte Aufopferung und Nachsicht der Ihrigen, die zuvorkommendste Pflege ihrer Wärterinnen, die aufmerksamste und thätigste ärztliche Behandlung war nicht im Stande, ihrer Unzufriedenheit Gränzen zu setzen, viel weniger ihnen ein Zeichen des Beifalls abzugewinnen. Wechsel der Wohnungen, der dienenden Personen, der Aerzte, Nichts konnte sie zufrieden stellen. Selbst daß Alles sie verließ, weil es Niemand mehr mit ihnen auszuhalten vermochte, brachte sie nicht auf andere Gesinnungen und nur der Tod glich die ärgerlichen Züge, die sich durch die lange dauernde Selbstqual ihrem Gesichte eingeprägt hatten, wieder aus. Ein Glück für die Menschheit, daß dergleichen Beispiele nur selten vorkommen.

§. 23.

Zu den Leidenschaften, welche einer solchen Ausartung fähig sind, daß sie sich dem Wahnsinn nähern oder wohl selbst in ihn übergehen, gehört besonders die Liebe, sie möge nun mehr auf die moralische oder auf die physische Vollkommenheit der geliebten Person gegründet seyn, als vernünftige Zuneigung oder als blos sinnliche Begierde auftreten, obwohl, wie ich glaube, auch bei der ersteren immer ein, wenn auch geringerer Grad von Sinnlichkeit die Folie bildet, denn das Verlangen nach oder die Verbindung mit einer Person, die sich blos darauf gründet, daß die Vernunft an ihr gewisse Vollkommenheiten findet, so innig sie auch seyn mögen, kann wohl eigentlich nicht Liebe genannt werden.

Den höchsten Grad erreicht diese Leidenschaft, wenn sie den geliebten Gegenstand nicht erlangen kann und sie darin durch äußere Hindernisse beschränkt oder gänzlich abgehalten wird, oder wenn sie schon im Besitz desselben, seiner durch den Tod oder anderweitige Trennung verlustig geht. Man hat Beispiele, daß Männer zu Frauen und umgekehrt Frauen zu Männern eine so unwiderstehliche und unbesiegbare Neigung faßten, daß sie, ohne daß sie je ein Zeichen von Gegenliebe erhalten, ja ohne nur dem Gegenstand ihrer Liebe das Geständniß derselben abgelegt zu haben, sich in stillem Gram verzehrten oder sich lebenssatt freiwillig dem Tode überlieferten. Ich selbst habe das Beispiel eines Mannes erlebt, der, nachdem er mehrere Jahre in glücklicher Ehe mit seiner Frau gelebt, diese aber durch den Tod verloren hatte, nie wieder fröhlich wurde, und aus Gram über ihren Verlust, schon nach wenigen Jahren ihr in's Grab folgte. Beispiele, in denen Liebende, denen eine eheliche Vereinigung versagt war, diese durch einen gemeinschaftlichen Selbstmord zu erreichen suchten, sind nicht selten; ich habe aber auch zwei Fälle erlebt, wo der Mann seine Geliebte ohne ihr Vorwissen durch Gift tödtete und sich darauf selbst das Leben nahm, um wenigstens keinem Anderen den Besitz zu lassen.

Zur Liebe gesellt sich gerne die Eifersucht, wenn ein Anderer von einer von uns geliebten Person scheinbar oder wirklich begünstigt wird. Sie hat an sich einen edlen Grund, wenn sie in den Gränzen der Mäßigkeit bleibt, denn was ist natürlicher, als daß der Liebende von dem geliebten Gegenstande, dem er seine ganze Liebe schenkt, auch wieder in dem Maaße geliebt seyn, daß er sein Herz ganz und ungetheilt besitzen will? Sie kann aber in einem Grade ausarten, daß sie an Unvernunft gränzt, ja zu einer Qual für sich und Andere werden, die jede wohlwollende Regung des Gemüths, selbst die Liebe zu dem geliebten Gegenstande erstickt und in Haß und Grausamkeit verkehrt. Der Eifersüchtige belauscht jeden Tritt und Schritt seiner Geliebten, ein Blick, von dem er glaubt, er gelte einem Andern, kann ihn in Wuth versetzen, er versagt sich selbst jede gesellige Freude, um nur versichert zu seyn, daß sich kein Anderer dem Gegenstande seiner Liebe nahen könne. Jener Eifersüchtige, von dem Maaß *) erzählt, ging in seinem Argwohn so weit, daß er oft, unter dem Vorwande einer Reise, Tage lang auf einem Thurme saß, wo er das Haus seiner Verlobten wahrnehmen konnte, um jeden Fußtritt, der dort ein- und ausgehen möchte, zu beobachten. Selbst in die grausamste und unversöhnlichste Rache kann die Eifersucht ausschlagen, sie scheut sogar den Tod nicht, wenn sie nur den Gegenstand ihres Hasses mit sich in's Verderben stürzen kann. Nach Voß **) warf ein

*) Versuch über die Leidenschaften. II. Th. S. 337.
**) Geschichte des deutschen Reichs. 2. Th. S. 54.

Graf von Toggenburg seine schuldlose Gemahlin aus dem Fenster, weil er ihren von einem Raben gestohlenen Brautring an einem fremden Finger erblickte.

In welch' einem enormen Grade die physische Geschlechtslust ihre Herrschaft ausbreiten kann, davon zu reden ist kaum nöthig in einer Zeit wie die unsrige, wo namentlich durch das enge Zusammenleben der Menschen in großen Städten, diese Leidenschaft einen immer größeren Spielraum gewinnt und dadurch eine nicht geringe Zahl der hoffnungsvollsten und talentvollsten jungen Leute alljährlich zu Grunde richtet. Es giebt Menschen, bei denen der Gedanke an die Befriedigung dieser Sinneslust alle geistigen und gemüthlichen Regungen absorbirt, er wird gleichsam zur fixen Idee, und ein solches wüstes Leben findet nur denn sein Ziel, wenn alle geistigen und körperlichen Kräfte rein ausgebeutet sind, wenn ein Zustand von Erschlaffung eintritt, der allen weiteren Genuß rein unmöglich macht. Was auch hierin die menschliche Kraft zu leisten vermag, beweist das Beispiel eines jungen, schönen und kräftigen Mannes, der mir im vollen Ernste gestand, keinen Tag des Jahres vorüber gehen zu lassen, wo er nicht wenigstens einmal den Beischlaf ausübe. Noch hatte seine frische, gesunde Natur dieser Aufgabe Trotz geboten, wie lange? habe ich nicht erfahren.

Den Culminationspunct der Verworfenheit und Lasterhaftigkeit erreicht diese Leidenschaft in dem weiblichen Geschlechte; um sich davon eine richtige Vorstellung zu bilden, darf man nur ein paar Jahre in einer großen Stadt verlebt haben. Wie oft hier die Zügellosigkeit zum Wahnsinn führt, bezeugen alle großen Irrenanstalten; wie aber das Laster der Unzucht selbst, wenn es den höchsten Grad erreicht und zum Gewerbe wird, schon eine Zerrüttung der Sinne voraussetzt oder doch an der Schwelle des Irreseyns steht, läßt sich schon daraus schließen, daß dabei nicht allein jede Regung von Scham, sondern auch alle Gefühle der Kindesliebe, der Elternliebe u. s. w. in dem weiblichen Herzen zu Grunde gehen. Bei vielen feilen Dirnen ist zwar nicht eigentlich die Befriedigung des Geschlechtstriebes das Motiv ihrer liederlichen Lebensweise, sondern vielmehr die Noth und der Mangel. Sie sind genöthiget, darin ein Mittel des Erwerbes zu suchen, weil sie kein anderes finden oder finden mögen. Ihr tägliches Gewerbe gewährt ihnen wohl auch keinen Genuß mehr. Aber es giebt dagegen Frauen und Mädchen, welche sich aus einer unbezähmbaren sinnlichen Begierde jedem Manne in die Arme werfen und selbst in späteren Jahren nicht aufhören, ihren Lüsten zu fröhnen, ja, wie mir selbst Fälle vorgekommen sind, auch dann noch Männer für einen Dienst bezahlen, der ihnen aus Zuneigung nicht mehr geleistet werden kann. In Cauvergne's Buch: „die letzten Stunden und der Tod" wird von einem Mädchen aus dem höheren Stande erzählt, das in Folge einer solchen unbezwinglichen Neigung zum Geschlechtsgenuß jeden Abend die Straßen von Paris durchzog und sich jedem Manne in die Arme warf.

Das unnatürliche Laster der Knabenschändung hat zum Glück bei uns noch nicht eine solche Ausbreitung erlangt, als bei den alten Römern und Griechen. Aber merkwürdig ist es, daß, wo es vorkommt, es meistens von gebildeten Menschen aus höheren Ständen geübt wird, und zwar mit einer Beharrlichkeit und Begierde, der selbst kein Hinderniß zu groß ist und die sich selbst durch Beleidigungen und Prügel nicht abschrecken läßt. Möchte man nicht aus Achtung vor der Menschenwürde an der Seelengesundheit Derer zweifeln, die solchen und ähnlichen, hier nicht weiter zu berührenden, unnatürlichen Arten der Sinneslust verfallen?

gewiß muß man annehmen, daß bei einzelnen Völkern und Corporationen, wo dergleichen unnatürliche Laster vorkommen, schon eine geistige und moralische Gesunkenheit voraus gegangen seyn müsse.

Ist auch das Laster der Onanie ein weniger straffälliges, weil seine Entstehung meist in eine Zeit des Lebens fällt, wo der Mensch die nachtheiligen Folgen desselben noch nicht zu würdigen weiß, wo das erste Erwachen der Geschlechtslust die Einbildungskraft mehr beschäftigt, als in späteren Zeiten, der Wille noch nicht kräftig genug ist, ihr zu widerstehen und das Gefühl der Scham sowie strenge Bevormundung und Convenienz keine andere Befriedigung zuläßt, so ist es doch ein durch Gewohnheit bei weitem fester anhängendes, schwerer zu besiegendes, als jede andere Art von Sinnenlust. Es giebt Onanisten, welche das Verderbliche ihrer unnatürlichen Gewohnheit vollkommen einsehen, ja Vieles darum gäben, wenn sie davon befreit werden könnten, bei denen aber weder der eigene Wille noch die strengste Beaufsichtigung im Stande sind, sie davon abzuhalten. Man hat Beispiele, wo man zu dem letzten Mittel, der Castration, schreiten mußte, um dadurch den Selbstmord abzuwenden. Daß diese nachtheilige und für Geist und Körper gleich verderbliche Gewohnheit häufig in Stumpf- und Blödsinn endigt, ist bekannt, aber auch wahnsinnige Zustände habe ich darauf erfolgen sehen. Schwer ist es dann oft, die Gränze zu bestimmen, wo der Wahnsinn anfängt, und ich mache besonders gerichtliche Aerzte darauf aufmerksam, da wo es sich um Zurechnungs- oder Unzurechnungsfähigkeit eines Onanisten handelt, dieß strenge in's Auge zu fassen. Manche, die dieser verderblichen Gewohnheit ergeben sind, schleichen längere Zeit in einem zerstreuten, träumenden Zustande umher, so daß man nicht recht weiß, was man von ihnen halten soll; ihr Perceptionsvermögen, ihr Gedächtniß und ihre Urtheilskraft haben schon Schiffbruch gelitten, ehe es bemerkt wird, und manche verkehrte Reden und Handlungen kommen vor, die man nicht beachtet, weil man den eigentlichen Grund davon nicht ahnet und sie nicht scharf genug beobachtet. Mir ist der Fall eines geachteten und beliebten Predigers und Lehrers bekannt, der sich von dieser schändlichen Gewohnheit so weit hinreißen ließ, daß er ihr in Gegenwart seiner Schülerinnen auf dem Katheder fröhnte, so daß der ejaculirte Samen auf den Boden spritzte und von den Mädchen, die ihm zunächst saßen, weggewischt wurde. Ich frage meine Leser, ist es möglich, daß ein Mensch mit gesunden Sinnen dergleichen thun kann?

§. 24.

Auch die Habsucht und der Geiz gewinnen zuweilen eine solche Herrschaft über den Menschen, daß man die daraus entspringenden Handlungen nicht mehr mit dem freien Gebrauch der Geisteskräfte zusammen zu reimen vermag. Der wahre Geizige strebt nach Allem, dessen er habhaft werden kann, um sein Vermögen zu vergrößern und weicht Allem aus, was dieses vermindern, ihn in dem Besitz desselben beeinträchtigen kann. Er überlegt nicht, daß er dabei oft die verkehrten Mittel wählt, um zu seinem Zwecke zu gelangen, daß, wenn er eine nöthige Ausgabe vermeidet, ihm ein größerer Verlust zuwächst, wenn er nur die Befriedigung hat, daß er kein Geld ausgeben darf, daß das Ersparte nicht abnimmt. Er läßt z. B. sein Haus erst durch Regen und Schnee verderben, ehe er sich entschließt, einige Thaler zur Ausbesserung des Daches zu verwenden. Ein Geiziger, der einige hundert Thaler in einer benachbarten Stadt zu bezahlen hat, giebt sie, zur Ersparung des Postgeldes, einem, gerade vor seiner Thüre erscheinenden Bettler mit, der auch des Weges geht und bedenkt in seiner Blindheit nicht, daß er, um einige Groschen zu ersparen, mehrere hundert Thaler auf's Spiel setzt. Kein Mittel ist ihm zu gering, zu niedrig, wenn er dabei etwas gewinnen kann. Maaß*) erzählt von einem reichen Manne, der, um die Unterhaltung eines Hofhundes zu ersparen, und doch zugleich das Haus vor Dieben zu sichern, die Geschäfte des Hundes selbst verrichtete. Er stand jede Nacht mehrmals auf, ging auf dem Hofe umher und bellte wie ein Hund. Bei vielen Geizigen liegt dem Ersparen durchaus kein Zweck zu Grunde; sie sammeln nicht etwa, um damit irgend ein Gut zu erwerben, an dessen Genuß sie sich erfreuen, oder um dereinst Andere glücklich zu machen oder irgend eine große Idee zum Wohl der Menschheit zu realisiren; der letzte Grund ihrer Habsucht ist immer nur das Gefühl des Vergnügens, was ihnen der Besitz gewährt. Aber auch zu diesem Genusse kommt es eigentlich nie, denn der Habsüchtige hat nie genug; je mehr er gewinnt, je mehr will er, und Das, was er bereits erworben, scheint ihm immer gefährdet; in Jedem fürchtet er einen Betrüger, überall sieht er Gefahren, die seinen Schätzen drohen; aus Furcht, sie zu verlieren, schläft er keine Nacht mehr ruhig, und es ist keine Uebertreibung, wenn man von Geizigen erzählt, die, um ihres Besitzes sicher zu seyn, ihre Wohnung nicht mehr verließen und ihren Mammon stets vor Augen hatten, ja die, weil sie zum Erwerben größerer Reichthümer unfähig wurden, sich mit dem Gedanken quälten, dereinst darben zu müssen.

Es kann wohl kaum geläugnet werden, daß Geiz und Habsucht, wenn sie einmal einen solchen Grad erreicht haben,

---

*) l. c. S. 437.

anderen Arten von Monomanien ganz gleich stehen. Alle Kräfte des Verstandes und der Einbildungskraft concentriren sich nur in dem einen Punkte des Gewinnes und des Schuzzes vor Verlust, und die höheren Gefühle der Liebe, der Freundschaft, des Mitleides u. s. w. haben in dem menschlichen Herzen keine Stätte mehr.

Der Habsucht verwandt ist die Spielsucht, womit jedoch nicht jene zwar auch gewissermaßen in Leidenschaft ausartende Neigung, leere Stunden durch das Spiel auszufüllen, jene, manche Menschen mit magischer Gewalt fesselnde Gewohnheit, Hombre oder Whist zu spielen, wenn der Abend herannaht, gemeint ist, sondern jene unwiderstehliche, manche Menschen um alle Besinnung bringende und in's Verderben stürzende Begierde, sich durch Hazard- und Börsenspiele zu bereichern. Es ist merkwürdig, wie diese Begierde den Menschen oft durch das ganze Leben wie ein böser Geist verfolgt, wie er selbst dann nicht von ihr läßt, wenn er ihr Alles geopfert hat und ihn Mangel und Noth verfolgen. Ich habe Spieler gekannt, welche in der Lotterie ihr ganzes Vermögen verspielt hatten, und von Almosen lebend, selbst dieses, wenn sie nicht strenge beaufsichtigt wurden, durch die dritte Hand irgend einem Collecteur zuschickten, um ihr Glück zu versuchen. Der englische Dichter Denham war ein solcher Spieler, daß sein Vater ihn zu enterben drohte, er schrieb sein Essay upon Gaming, der Vater war zufrieden, aber kaum war dieser todt, so verspielte er das Vermögen! Schon bei den alten Deutschen ging diese Spielsucht so weit, daß sie sogar Frau und Kinder, ja, endlich ihre eigene Person auf's Spiel setzten, und, wenn sie verloren, mit eben der Gleichgültigkeit in die Knechtschaft wanderten, als sie Weib und Kind dahin übergehen sahen. Es giebt Menschen, die sich in allen Verhältnissen des Lebens höchst vernünftig benehmen, alle ihnen übertragene Pflichten mit der größten Pünktlichkeit und Gewissenhaftigkeit erfüllen, aber sich in gewagte Speculationen zu stürzen, ist ihnen so zur andern Natur geworden, daß sie selbst für die Stimme des Unglücks, die ihnen das mögliche Mißlingen derselben laut genug ankündigt, kein Ohr mehr haben.

Die Habsucht äußert sich endlich bei manchen Menschen als eine eigene Lust, Anderen etwas zu entwenden. Ich meine hier nicht jene Stehlsucht, welche durch Noth, Arbeitsscheu, Genußsucht u. dgl. bedingt ist, sondern jene eigenthümliche Neigung mancher sonst gebildeter Personen, in Gesellschaft oder sonst wo irgend etwas von Werth, einen silbernen Löffel u. dgl. einzustecken und mitzunehmen. Foderé führt das Beispiel seines eigenen Bedienten, eines sonst sehr religiösen, braven und bescheidenen Burschen, an, der es nicht lassen konnte, ihm oder Anderen irgend etwas, oft Dinge von sehr geringem Werthe, heimlich zu entwenden, obwohl er das Schändliche dieser Handlungen vollkommen einsah. Foderé brachte ihn in eine Irrenanstalt, in der er, auf lange und wiederholte Proben gestellt, endlich von seiner Stehlsucht geheilt schien und als Wärter angestellt wurde. Aber nach und nach verfiel er wieder in seine alte Gewohnheit und endlich in Wahnsinn. Auch Esquirol erzählt ein ähnliches Beispiel. Ein Mann von 40 Jahren begab sich nach den Stürmen der Revolution nach Frankreich, wo er eine sehr anständige Existenz fand. Zwei Jahre später ließen sich Abwesenheiten des Gedächtnisses an ihm bemerken und seine Freunde nahmen auch eine Veränderung in seinem Charakter wahr. Endlich speisete er einmal bei einem der letzteren und nahm mehreres von Silber mit. In Paris läßt er sich in einem Caffeehause eine Tasse Chocolade geben, trinkt diese, geht fort, ohne zu bezahlen und nimmt einen Löffel und eine

Untertasse mit. Einer meiner Freunde kannte einen gebildeten und angesehenen Offizier, der längere Zeit dieses Diebeshandwerk trieb, ehe es entdeckt wurde und immer da, wo er zu Tische gebeten wurde, die silbernen Löffel einsteckte. Einstmals hatte er dieß wieder gethan und die Löffel einem Goldschmied verkauft, da aber der Eigenthümer zu allen Goldschmieden der Stadt schickte und Nachfrage hielt, kam die Sache an den Tag und der Entwender wurde seines Ranges und seines Dienstes entsetzt. Mir sind selbst mehrere Fälle bekannt, wo Frauen von Stande, die keineswegs die Noth dazu trieb, Schnittwaaren aus Kaufmannsboutiquen heimlich mit wegnahmen und noch neuerlich enthielten öffentliche Blätter die Nachricht aus Dresden, daß eine angesehene Dame über einen solchen Diebstahl ergriffen, von einem Polizeioffizianten unter großem Zusammenlauf des Volkes durch die Straßen geführt wurde.

Aber nicht immer ist das Motiv einer solchen heimlichen Entwendung die Habsucht. Man hat Beispiele, wo Menschen dergleichen gestohlene Gegenstände nicht behielten, sondern sie, wenn es mit guter Art geschehen konnte, ihren Eigenthümern wieder zurück gaben. In solchen Fällen kann der Grund des Stehlens nur in einer gewissen Eitelkeit, in dem Vergnügen liegen, welches das Gefühl der Schlauheit und Geschicklichkeit in der Art, sich der Sachen zu bemächtigen, gewährt. Es steht in dieser Form dem Wahnsinn noch um einen Grad näher, als in der vorigen, wenn es nicht wirklich Wahnsinn ist. Einen merkwürdigen hierher gehörigen Fall habe ich an einem im hiesigen Zuchthause befindlichen Sträfling beobachtet, der in den Jahren der Pubertätsentwickelung, wegen mehrerer Brandstiftungen auf das übergebene Gutachten eines unserer ausgezeichneten Männer im Fache der gerichtlichen Medizin, zu mehrjähriger Zuchthausstrafe verurtheilt worden war. Er hatte nämlich die Gewohnheit seinen Mitgefangenen heimlich allerlei Gegenstände zu entwenden, sie aber nicht zu behalten, sondern sie Anderen unter ihnen unbemerkt in die Taschen zu stecken oder irgendwo in ihren Zellen zu verbergen. Körperliche Strafen brachten es nach und nach dahin, daß er von dieser Gewohnheit abstand. Später aus dem Zuchthause entlassen, wurde er ein sehr brauchbarer und fleißiger Bursche und versicherte mich, er habe sowohl das Feuerlegen als das Stehlen nicht aus Absicht und Schadenfreude, sondern aus einer Art bewußtlosen Triebes gethan, über den er sich keine Rechenschaft habe geben können.

§. 25.

Unter allen Leidenschaften führt keine so leicht zum Wahnsinn, als der übermäßige Ehrtrieb und Stolz. Alle Irrenanstalten sind Zeuge davon. Aber ohne noch wirklich in Wahnsinn auszuschlagen, giebt es einen Grad dieser Leidenschaft, bei welchem man billig zweifeln muß, ob der davon ergriffene Mensch auch wirklich seiner Sinne mächtig ist oder nicht. Wie der Habsüchtige nie mit dem zufrieden ist, was er hat, und nur immer nach Vermehrung seiner Reichthümer strebt, so begnügt sich auch der Ehrsüchtige nicht mit den Huldigungen, die ihm die Welt angedeihen läßt, sondern will deren immer noch mehr haben, und selbst dann, wenn die Menschen seine eingebildeten Verdienste nicht anerkennen wollen, unterläßt er nicht, sie allenthalben geltend zu machen und wie man im gemeinen Leben zu sagen pflegt, Andere über die Achsel anzusehen. Es giebt von dieser Leidenschaft sehr viele Grade und Modificationen und fast kein Mensch ist von kleinen Eitelkeiten frei, deren er sich entweder selbst nicht bewußt ist oder über die er nicht Herr zu werden vermag. Das Sonderbarste dabei ist, daß viele Menschen Gewicht auf gewisse eingebildete Vorzüge legen, die sie nicht besitzen, während sie andere, ihnen wirklich zukommende, gar nicht in Anschlag bringen. So legen manche, nichts weniger als schöne Menschen Werth auf ihre äußere Gestalt und glauben dadurch besonderen Eindruck auf das schöne Geschlecht zu machen, ohne sich ihrer geistigen Vorzüge, mit denen sie bei zweckmäßiger Anwendung viel leichter Epoche machen würden, bewußt zu seyn. Andere bilden sich viel ein auf ihr poetisches Talent, auf ihren Gesang, auf ihre Fertigkeit im Reiten, Tanzen, Malen u. s. w., während die Welt von allen diesen Vorzügen keinen einzigen gelten läßt. Ich selbst kannte einen bekannten und beliebten Dichter, der sich auf sein Clavierspiel viel zu Gute that, während alle Zuhörer hätten davon laufen mögen, wenn er spielte. So vermag die Einbildung vermeinter Vorzüge auch die Gebildetsten und Verständigsten über sich und über ihren wahren Werth zu verblenden.

Der Stolz gründet sich aber nicht allein auf angeborene Talente und auf Verdienste und Vorzüge, deren Besitz mit Mühe errungen worden ist, sondern auch auf zufällige Güter und Besitzthümer, zu denen der Mensch oft ohne sein Zuthun gekommen ist. So der Geldstolz, der Adelstolz, der Stolz auf Würde und Hoheit. Menschen, die diesen Götzen fröhnen, verläugnen alles Schicklichkeitsgefühl, würdigen sich herab, indem sie sich zu erheben glauben und machen sich vor Anderen lächerlich, ohne es selbst zu bemerken. Ich kannte einen hochgestellten Staatsmann, der aus Eitelkeit auf die vielen Orden an seinem Kleide, so unverwandt auf sie hinschaute, daß er endlich einen schiefen Hals bekam. Ein anderer Staatsmann erwiederte die freundliche Anrede eines alten Bekannten, der nach langer Zeit zufällig mit ihm zusammentraf: „Ich freue mich, mein lieber Freund, Sie endlich einmal nach so langer Zeit wieder zu sehen," mit der Frage: „Sie wissen wohl nicht, daß ich Minister, Geheimerath und Excellenz geworden bin?" Selbst Armuth und Verlust aller Glücksgüter vermögen in dem Adelstolzen die Ideen von eingebildeter Hoheit nicht zu verdrängen und es finden sich noch heutiges Tages in der wirklichen Welt Exemplare, wie sie Kotzebue in seinem einst beliebten und bekannten Lustspiel: Don Ranudo de Colibrados so treffend aufgestellt hat. Namentlich erzählt Matthison irgendwo ein solches Beispiel von superlativer Eitelkeit. Ein Genfer Edelmann vergeudete sein Vermögen bis auf einen Rest, dessen sparsame Benutzung ihm wenigstens ein beschränktes Loos gestattet hätte. Aber die Lebensweise eines französischen Marquis hatte zu viel Verführerisches für ihn, als daß er sie ganz hätte aufgeben mögen. Er hungerte daher das ganze Jahr hindurch bei Wasser und Brod, brachte den ganzen Winter im Bette zu, um die Feuerung zu sparen, und mied seines fast bettelhaften Aufzuges wegen jeden Umgang. Aber mit der Wiederkehr seines Gebürtstages suchte er seine reich gallonirten Kleider hervor, begab sich in das erste Hotel der Stadt, woselbst er eine Reihe von Zimmern einnahm, sich mit Lakaien umgab, die besten Carossen miethete, des Abends im Theater die ersten Logen bezahlte u. s. w., bis nach drei Tagen alles Ersparte durchgebracht war. — Ein ähnliches Beispiel nehme ich aus meiner eigenen Erfahrung. Ein heruntergekommener Landedelmann, früher Regierungsrath im Dienste eines kleinen Fürsten, entzweite sich mit seinem Kutscher und gab ihm den Abschied. Nach einigen Tagen kam dieser reuevoll zu seinem Herrn und bat ihn, er möge ihn doch nicht brodlos machen, der Winter sey vor der Thüre und er wisse nicht, wie er sich und seine Familie fortbringen solle. Der Herr erwiederte, er wolle die Sache in Ueberlegung nehmen und ihm in einigen Tagen Bescheid sagen. Als der Kutscher nach einigen Tagen wieder kommt und seine Bitte wiederholt, sagt der Herr: „Nun ja, die Sache kann gehen, mein lieber Hans, Du mußt Dir aber zuvor eine Bittschrift machen lassen und ich werde dann darauf resolviren." — „Lieber Herr," sagt Hans, „wer soll mir denn die Bittschrift machen? Der Advocat thut es nicht umsonst und ich habe kein Geld." Da greift der Herr in die Tasche, giebt Hans das nöthige Geld zur Bittschrift, und nachdem diese eingereicht worden, wird von ihm die gnädige Resolution ertheilt, daß Hans in seinem Dienste verbleiben solle. Die Sache lautet lügenhaft, aber sie ist wahr.

§. 26.

Mich dünkt, daß wenn auch aus den obigen kurzen Betrachtungen über die Leidenschaften nicht auf eine Identität derselben mit den Gemüthskrankheiten geschlossen werden kann, man doch zugeben müsse, daß sie, bei einem hohen Grade ihrer Entwickelung, diesen sehr nahe stehen. Wir halten den Leidenschaftlichen für keinen Wahnsinnigen, weil wir bei ihm einen Grad von Urtheilskraft voraussetzen, der hinreichend ist, um das Verkehrte, Unrechte, Nachtheilige, was der Leidenschaft zu Grunde liegt und die Folgen, die sie für ihn und Andere möglicher Weise nach sich ziehen kann, einzusehen, und weil wir ihn für willenskräftig genug halten, dem Antriebe, den die Leidenschaft in ihm hervorruft, zu rechter Zeit und am rechten Orte zu begegnen. Aber frage ich, woraus können wir jenen Grad von Urtheilskraft beurtheilen, woraus auf den zur Bekämpfung der Leidenschaft erforderlichen Grad von Willenskraft schließen, als aus den Reden und Handlungen des Menschen? wenn aber diese von der Art sind, daß sie allen und jeden Gebrauch der gesunden Vernunft ausschließen, daß sie eine Uebermacht der Leidenschaft bekunden, welche die vorhandene Willenskraft überwältigt? Man wird dagegen anführen, daß der Leidenschaftliche außer dem leidenschaftlichen Anfalle vollkommen geistesgegenwärtig, besonnen, sich des Unrechts, was er in diesem Anfalle begangen, bewußt, mit einem Worte: von aller Seelenstörung frei sey. Allein ist dieß nicht derselbe Fall mit dem Wahnsinnigen, der an vorübergehender Seelenstörung leidet, wenn der Anfall vorüber ist? Allerdings findet zwischen beiden Zuständen noch einiger Unterschied statt, namentlich kommt bei dem letzteren noch vorzüglich das Benehmen kurz vor, während und nach dem Anfall und die damit in Verbindung stehende Bewußtlosigkeit und Unfreiheit in Betracht, inzwischen giebt es einzelne Fälle von leidenschaftlicher Ueberwältigung des Bewußtseyns und der Willenskraft, die jenen vorübergehenden Anfällen des Wahnsinns wenigstens sehr nahe stehen und zu ihrer richtigen Würdigung und Beurtheilung allen Scharfsinn und die genauste Kritik in Anspruch nehmen.

Mir scheint, man habe bisher bei Beurtheilung leidenschaftlicher Zustände besonders ein Moment nicht gehörig beachtet, was hier doch vorzugsweise in Betracht kommt, ich meine die Gewohnheit. Was dem Menschen, bei dem die Leidenschaft noch keine tiefen Wurzeln geschlagen hat, ohne große Anstrengung gelingt, gelingt Dem, bei dem sie zur Gewohnheit, gleichsam zur andern Natur geworden ist, höchst schwer und oft gar nicht. Für beide Fälle kann aber die Zurechnung nicht gleich seyn, und es ist z. B. ein großer Unterschied, ob ein Mensch sein ganzes Leben hindurch dem Trunke, dem übermäßigen Geschlechtstrieb, der Onanie, der Herrschsucht u. s. w. ergeben gewesen ist, oder ob er sich erst heute diesen Leidenschaften hingiebt. In dem einen Falle hat er noch die Herrschaft über die Leidenschaft, in dem andern hat sie diese über ihn und man würde sehr Unrecht thun, den Leidenschaftlichen des einen oder des andern Falles mit gleichem Maaße zu messen. Bis zu welchem Grade aber manche Leidenschaften sich des Menschen bemächtigen können und wie dann alle höheren Gefühle für Recht und Wahrheit, für alles Schöne und Gute von ihnen absorbirt werden, habe ich nicht nöthig, weiter auseinander zu setzen. Man wird mir einwenden, daß es der Mensch bis zu einem solchen Grade nicht kommen lassen dürfe, es sey seine Schuld, wenn es dahin komme, und er sey deßhalb auch dafür und für alle daraus entspringenden Folgen verantwortlich. — Wohl wahr, aber wenn wir den Menschen für eine solche allmählige Gewöhnung verantwortlich machen wollen, so müssen wir es auch mit demselben Rechte bei manchen Wahnsinnigen thun, die ja auch ihren zerrütteten Seelenzustand durch eigene Schuld, durch beharrliche Fortsetzung schlechter Gewohnheiten herbeigeführt haben. Es thut nichts zur Sache, daß der letztere durch seine Krankheit unfähig geworden ist, dieß einzusehen, denn der Leidenschaftliche, bis zum Extrem gekommen, sieht es auch nicht ein, und ist es auch der Fall, so hat ihn doch die Leidenschaft so fest umschlungen, daß er ihren Banden nicht mehr zu entrinnen vermag. Ich hatte einst einen Säufer in seiner letzten Krankheit zu behandeln, der mich flehentlich bat, ihn nur dießmal vom Tode zu retten, er wolle hinfort allen geistigen Getränken auf ewig entsagen. Am Tage hielt er sein Versprechen, aber bei Nacht schlug er auf seine arme Frau so lange unbarmherzig los, bis sie Branntwein herbeischaffte. In solchen Fällen, dünkt mich, höre alle Zurechnung auf und der Mensch stehe dem Thiere gleich, was säuft, weil es seinen Instinct durch keinen freien Willen zu zähmen vermag.

§. 27.

Hierher gehören auch jene sonderbaren Appetite und bizarren Begierden mancher Menschen, die sie unwiderstehlich zu gewaltsamen, mit dem gesunden Menschenverstande nicht vereinbaren, Handlungen fortreißen, Handlungen, die ursprünglich wohl ungezügelte Leidenschaften zur Grundlage haben, später aber aus Gewohnheit und mit einer Art von Lust und Hingebung ausgeführt werden, wovon sich der Mensch keine Rechenschaft zu geben weiß. Die merkwürdigsten Beispiele eines solchen unwiderstehlichen Triebes zum Mord geben uns die Geschichten der beiden Giftmischerinnen Zwanziger und Gottfried *), bei denen er sich zu einer schauderhaften Höhe ausgebildet hatte. Von der letzteren heißt es: „Sie war jetzt auf die Höhe des Verbrechens gekommen, wo die Sünde zur Lust, zum Bedürfniß wird. Das Vergiften hatte längst alles Schreckliche für sie verloren. Es war ihr ein Nahrungszweig geworden und die Beschäftigung, die Arbeit und Spannung dabei, ihre liebste Unterhaltung. Ihr fehlte ja schon seit lange alle und jede Thätigkeit. Wie ein Säufer, der einige Zeit sich des Trinkens enthalten hat, wenn er den Branntwein sieht, vor Verlangen zittert und ihm unterliegt, so trieb es sie zum Vergiften. Sie selbst sagt darüber: „„Mir war gar nicht schlimm bei dem Vergiften zu Muthe. Ich konnte das Gift ohne die mindesten Gewissensbisse und mit völliger Seelenruhe geben. Es war mir, als wenn eine Stimme zu mir sagte, ich müsse es thun. Ich hatte gewissermaßen Wohlgefallen daran. Ich schlief ruhig und alle diese ungerechten Handlungen drückten mich

*) Der neue Pitaval u. s. w. herausg. von Dr. J. F. Hitzig und Dr. W. Häring. II. Theil S. 332 ff.

nicht. Man schaudert doch sonst vor dem Bösen, allein das war nicht bei mir der Fall. Ich konnte mit Lust Böses thun."" — „„Zuweilen war ich Monate lang von dem Triebe frei, dann kam aber wieder eine Periode, wo ich mit dem Gedanken aufwachte: wenn Der oder Die kommen sollte, da solltest Du etwas geben. Am häufigsten gab ich die Mäusebutter Personen, die mich allein besuchten, wo ich dann am häufigsten den Trieb fühlte."" — In der Folge wählte sie nicht mehr, noch verfolgte sie Einzelne, vielmehr gab sie, wenn der Zufall ihr die Personen zuführte. Bei beiden Giftmischerinnen läßt sich der Trieb zum Vergiften nicht wegläugnen, nur war er bei der einen eben so wenig wie bei der andern ein ursprünglicher, angeborener. Erst im Verlauf ihrer Sündenbahn erwuchs er und wurde stark, bis er sie überwältigte." Sie ist Schuld daran, nicht finstere Mächte, böse Dämonen, sie selbst impfte sich ihn ein, Sie kommt dafür und für seine Wirkungen auf; auch wenn er sie später in einer Art fortriß und zu Thaten bewog, daß wir bei uns sprechen müssen, es ist unmöglich, daß sie Das bei gesunder Vernunft that. Der Durst, der Kitzel, Befriedigung suchend, schweiften in's Gebiet des Unbegreiflichen; aber es ist uns sehr begreiflich gemacht, wie dieser Durst und Kitzel entstanden sind. Wie die Zwanziger im Gefängnisse vor Freude zitterte, als man ihr nach Monaten wieder Arsenik zeigte, so fühlte sich die Gottfried unruhig und ängstlich, wenn sie eine Weile keinen Arsenikvorrath besaß. Ihr ward erst wieder wohl, wenn die Kruke Mäusebutter in ihrem Schranke stand. Sie nahm ihre letzte Kruke mit in den Kerker! Aber diese Egoistin verschwendete nicht die köstliche Gabe, wie es die Zwanziger that, zu spielerischen Zwecken; es war fast bei allen ihren Gaben eine bestimmte Absicht da. Selten geschah es aus zornigen oder rachsüchtigen Gefühlen. Nur zuletzt, als nach so vielem Glück und Greuel doch kein sichtliches zu ergreifendes Resultat für sie da war, als Sorge und Noth ihr drohten, als sie einsam da stand, von furchtbaren Gespenstern geneckt und umgeben, da schweifte auch ihr Sinn in der Irre umher, und wie eine Trunkene oder am Leben Verzweifelnde vergiftete sie darauf los, wen und wie es traf, nur um Beschäftigung zu haben und in der Beschäftigung Vergessenheit ihrer selbst zu finden. *)

Aehnliche sonderbare Appetite liegen den Criminalfällen des Pfarrers Riembauer, des gräßlichen Mädchenschlächters Bichel und des aus Bibliomanie zum Mörder gewordenen Magister Tinius zum Grunde, welcher letztere unbegreiflicher Weise wieder nach langer Haft in Freiheit gesetzt wurde und seinen alten Freunden und Bekannten zum großen Schrecken wieder Besuche abstattete.

§. 28.

Es mag auffallen, daß ich hier das Verbrechen mit der Monomanie zusammenstelle, aber es muß wohl unterschieden werden zwischen der Anreizung zu einem solchen Verbrechen, welches noch bei ungeschwächter Kraft der Seele, seinen Willen zu zügeln und überhaupt seine Seelenkräfte zu gebrauchen, besteht und dem aus langjähriger Gewohnheit entspringenden, unwiderstehlichen Trieb dazu. Wir haben oben gesehen, welche Herrschaft allmählig die Gewohnheit über den Menschen und über seine Gedanken und Handlungen gewinnt und wir haben nachzuweisen versucht, wie eine Stufenleiter von der einfachen Angewöhnung in sonderbaren Redensarten, Geberden und Handlungen bis zum Wahnsinn hinaufführt.

---

*) Ebendas. S. 351.

Mangel an Aufmerksamkeit auf sich selbst, Gedankenarmuth, Verlegenheit oder Nachahmungstrieb machen, daß der Mensch auf eine oder die andere dieser Sonderbarkeiten fällt, daß sie ihm zur anderen Natur wird, so, daß er am Ende alle Herrschaft darüber verliert und zuletzt nicht mehr weiß, wenn er sich ihrer schuldig macht. Eben so geht es mit dem Trieb zu sinnlichen Genüssen, die am Ende zum Verbrechen führen. Aus einem unscheinbaren, geringfügigen Keime hervorsprossend, wächst er zum mächtigen Stamme heran, der nicht mehr zu bewältigen ist. Betrachten wir den Wollüstling, den Onanisten. Er giebt einmal in einer schwachen Stunde der Begierde nach sinnlichem Genusse nach, findet Gefallen daran und befriedigt sie endlich so oft, daß er nicht mehr zurück kann und von ihr in einem Grade beherrscht wird, daß dagegen seine Willenskraft nichts mehr vermag und er ohne ihre Befriedigung nicht mehr leben kann. Betrachten wir ferner den Trunksüchtigen. Ein kleines Glas Branntwein reicht anfangs hin, eine Sorge oder eine trübe Stimmung, die gerade in seiner Seele ihren Sitz aufgeschlagen hat, zu verscheuchen. Bei der nächsten Veranlassung zu einer ähnlichen trüben Stimmung sucht er wieder Trost und Aufheiterung bei der Flasche und dieß so oft, bis er endlich nicht mehr im Stande ist, davon zu lassen, ja, bis endlich der Trieb dazu ein krankhafter, nicht mehr zu bewältigender wird. Nach Brühl, Cramer, Clarus, Henke u. A. giebt es nicht wenige unter diesen Trunksüchtigen, die es auf das Lebhafteste fühlen, wie entehrend nicht blos in den Augen Anderer, sondern auch an sich, wie schädlich für ihre Gesundheit, wie nachtheilig für ihren Hausstand dieses abscheuliche Uebel ist. Sie fassen öfter den festen Vorsatz, sich Zwang anzuthun und dem Trunke zu entsagen; wenn aber der Zeitpunkt der (periodischen) Trunkenheit eintritt, so bitten sie flehentlich um Branntwein, wenn man ihnen denselben gewaltsam vorenthält, und versichern, daß es ein mächtiger, unüberwindlicher Trieb, ein Drang sey, der sie zum Genusse des Branntweins führe, und die äußerste Qual, wenn er nicht befriedigt werde.

Vergleichen wir nun die hier angeführten Erscheinungen bei Trunksüchtigen mit den obigen Aussagen der Gottfried, so läßt sich eine Analogie beider Triebe nicht verkennen. Auch bei ihr bildete sich der Trieb zu vergiften anfangs aus der Begierde nach Befriedigung sinnlicher Genüsse heraus und wurde durch öftere gelungene und unentdeckt gebliebene Versuche genährt, bis er endlich zu einer nicht mehr zu beherrschenden Selbstständigkeit gelangte. Zu dieser Höhe gediehen, lagen ihm keine rachsüchtigen oder gewinnsüchtigen Absichten mehr zum Grunde. „Zuletzt als nach so vielem Glück und Greuel doch kein sichtliches zu ergreifendes Resultat für sie da war, als Sorge und Noth ihr drohten, als sie einsam da stand, von furchtbaren Gespenstern geneckt und umgeben, da schweifte auch ihr Sinn umher, und wie eine Trunkene und am Leben Verzweifelnde vergiftete sie darauf los, wen und wie es traf, nur um Beschäftigung zu haben und in der Beschäftigung Vergessenheit ihrer selbst zu finden.“ Auf ganz gleiche Weise mischte die Zwanziger Menschen Gift unter Speisen und Getränke, die sie nie beleidigt hatten und durch deren Tod ihr auf keine Weise ein Gewinn erwachsen konnte, nur um zu vergiften.

Aber auch noch andere Analogien lassen sich zwischen den Erscheinungen der Trunksucht und dem Vergiftungstriebe der Gottfried auffinden. Wie ein Säufer, der einige Zeit sich des Trinkens enthalten hat, wenn er den Branntwein sieht, vor Verlangen zittert und ihm unterliegt, so trieb es sie zum Vergiften.

Wie der Trunkfällige am Ende in einem Grade von der Begierde nach Branntwein beherrscht wird, daß jede innere Stimme des Gewissens schweigt und er ohne Rücksicht auf seine Gesundheit und auf die unglücklichen Folgen, die für ihn und die Seinigen aus der Befriedigung seines verderblichen Hanges entspringen, sich dem Trunke hingiebt, so konnte auch die Gottfried das Gift ohne die mindesten Gewissensbisse und mit völliger Seelenruhe geben, sie schlief ruhig und alle ihre ungerechten Handlungen drückten sie nicht. Auch sie war, wie der Trunksüchtige, zuweilen Monate lang von dem Triebe frei, bis wieder eine Periode kam, wo der Gedanke, Du solltest Dem oder Der etwas geben, von Neuem in ihr erwachte.

Ich sollte meinen, ein solcher Seelenzustand, wo der Mensch mit dem Gift, vor dessen Anblick er schon von Jugend auf wie vor einem Gespenst zurück schaudert, ein müßiges Spiel treibt, und es Menschen ohne Unterschied reicht, gegen die er keine rachsüchtigen Absichten hegt und aus deren Tod ihm kein Vortheil erwächst, wäre kein freier mehr, sondern ein gebundener, krankhafter. Dabei muß ich jedoch bemerken, daß ich ihn nur dann für einen solchen halte, wenn er durch lange Gewohnheit und Uebung zum unwiderstehlichen Triebe und gleich anderen Gewohnheiten und Leidenschaften der herrschende geworden ist, den keine Willenskraft mehr zu bewältigen vermag. In der Jugend, wenn die Befriedigung sinnlicher Begierden dem Menschen noch nicht zur andern Natur geworden, wenn Geist und Gemüth noch bildsam und guten Eindrücken zugänglich sind, vermögen Erziehung, namentlich ernste Vorstellungen und zur rechten Zeit angewendete Strafen dergleichen Angewöhnungen ein Gegengewicht zu geben und ihre Macht über den Menschen unwirksam zu machen, wie wir dieß täglich bei Kindern sehen, bei denen die Neigung zu allerlei sonderbaren Gewohnheiten und Unarten eine so häufige Erscheinung ist, und gegen welche Stock und Ruthe meist die wirksamsten Mittel sind, sie in der Geburt zu ersticken. Sind aber dergleichen Angewöhnungen, mögen es nun unbedeutende Spielereien, Geberdenspiele, Unarten und Leidenschaften oder sinnliche Begierden von größerer Bedeutung seyn, einmal mächtig geworden und haben sie gleich Schlingpflanzen die Willenskraft überwachsen, so sind meist alle Vorstellungen und alle Strafen vergeblich. Der Mensch ist ihr Sclave geworden; er hat sich gleichsam dem Bösen verschrieben, der ihn nicht aus seinen Klauen läßt, und wenn selbst Galgen und Rad auf dem ferneren Verharren bei seiner schlimmen Gewohnheit stände. Ja, man wähne nur nicht einen Verbrecher, bei dem ein solcher übermächtig gewordener Trieb einmal zur fixen Idee geworden ist, durch Strafen allein zu bessern, denn keine Strafe ist mächtig genug, die verloren gegangene Selbstbeherrschung wieder in einem Grade bei ihm zu erwecken und dergestalt wach zu erhalten, daß dadurch der bei jeder Veranlassung auftauchende und zur andern Natur gewordene Trieb zum Bösen niedergekämpft werden könnte. Die Mittel allein, die hier helfen können, wenn anders noch Rettung möglich ist, sind: Isolirung und Erziehung. Durch die erstere erreichen wir, was der Mensch in der Zerstreuung der Welt nicht erlangen kann, Insichgehen in sich selbst, allmähliges Vergessen und Entfernen der fixen Idee, die bisher die Seele allein beherrscht hatte, und Mangel an Gelegenheit, dem herrschsüchtigen Triebe unbeschränkt Folge zu leisten. Durch Erziehung und die ihr zu Gebote stehenden Mittel: Belehrung, vernünftige Vorstellungen, Beispiel, zweckmäßige Beschäftigung, Gewöhnung an Ordnung und Gehorsam, Strafen u. s. w. bewirken wir, wie bei dem Kinde, daß allmählig der bessere Theil im Menschen zur freien Entwickelung kommt und sich über den bösen stellt, daß er Wohlgefallen an der Ausübung des Guten gewinnt, sein Herz durch edlere Gefühle erwärmt wird und endlich die bösen Neigungen und Begierden keine bleibende Stätte mehr finden. Wie der Irre, der sich Kaiser oder König zu seyn wähnt, nach und nach durch Beschäftigung, Zerstreuung, Gehorsam und Ordnung zu der Einsicht gelangt, daß er im Zusammenleben mit anderen Menschen einen Theil seiner Unabhängigkeit und seiner unumschränkten Herrschbegierde aufgeben müsse, daß er Pflichten gegen sie habe, wie sie gegen ihn, so kann auch allmälig der Giftmischer zu der Ueberzeugung gebracht werden, daß jeder Andere gleich ihm, gleiche Rechte auf das Leben habe, daß, stände dem Anderen gleiches Recht zu, ihn zu vergiften, auch sein Leben in steter Gefahr schweben würde, und daß die nichtswürdige Beschäftigung, die er bisher zum Verderben seiner Mitmenschen trieb, und die ihm durch Gewohnheit zur anderen Natur geworden war, durch eine Verwendung seiner Kräfte zu edleren Beschäftigungen wohl aufgewogen werde.

Wird es auch selten gelingen, Menschen, die sich durch dergleichen verabscheuungswürdige Verbrechen um allen Credit gebracht haben, wieder für das Leben und die gesammte Menschheit zu gewinnen und wird gleich Niemand die Bürgschaft übernehmen wollen, daß sie ihrem schrecklichen Triebe zum Morde für immer entsagt haben, und wird man sie deßhalb ihr ganzes Leben gleich blutdurstigen Bestien in sichere Verwahrung nehmen müssen, so muß es uns doch zur Beruhigung gereichen, sie auf dem Wege der Erziehung für sich selbst wiedergewonnen, und sie aus der Verdumpfung und Umnachtung, in die sie versunken, wieder zum Lichte der Wahrheit herangezogen zu haben. Auf jeden Fall scheint mir wenigstens ein solches Resultat der Würde der Menschheit und dem Gesetze der christlichen Liebe angemessener, als sie, mehr zur Belustigung der Neugierde denn zur Abschrekkung, einer öffentlichen Hinrichtung durch Henkers Hand Preis zu geben. Es wird eine Zeit kommen, wo man dergleichen Verbrecher, gleich anderen Seelenkranken, nicht mehr in Zuchthäusern, sondern in Irrenhäusern unterbringen wird, und hoffentlich gelingt es einst unseren Anatomen, auch an ihnen die Spuren ihres kranken Seelenzustandes in der somatischen Sphäre nachzuweisen, wie es denn sehr zu wünschen wäre, daß man sich mehr, als bis jetzt geschehen, der Leichenöffnungen von Verbrechern unterziehen und dem möglichen Zusammenhange ihrer Krankheiten mit ihrem Seelenzustande eifriger nachspüren möge. Für den beschäftigten und beobachtenden Arzt ist es Thatsache, daß manche schlimme Neigungen, Gewohnheiten, Launen, Leidenschaften u. s. w. in physischen Abweichungen von dem Normalzustande und in krankhaften Zuständen wurzeln, gegen die der Wille und die bessere Ueberzeugung des Menschen umsonst ankämpft, weil er sie nicht zu beseitigen vermag. Wenn wir nun auch nicht die Behauptung zu rechtfertigen im Stande sind, daß in allen solchen Fällen Geist und Gemüth durch physische Abweichungen gebunden seyen und alle und jede Zurechnungsfähigkeit aufhöre, so sind wir doch weit davon entfernt, die Gränze bestimmen zu können, wo die Macht des Willens oder die der krankhaften Gefühle die stärkere und überwiegendere sey; noch weniger aber vermögen wir zu bestimmen, ob nicht manche Krankheitszustände verbrecherische Triebe und Handlungen veranlassen können, die den irren Zuständen ganz gleich stehen. Ja bei manchen irren Zuständen, dem Furor transitorius, der Feuerlust, den Delirien u. s. w. ist eine solche gegenseitige Abhängigkeit schon als erwiesen angenommen.

Wer bürgt uns aber dafür, ob sie nicht auch bei anderen Handlungen die Grundlage bildet, die man bisher lediglich einem verbrecherischen Vorsatze zuschrieb? Auf jeden Fall verdient hier das Gesetz der Gewohnheit, auf das ich oben hingewiesen, einer genaueren Berücksichtigung und wie man bisher bei richterlichen Aussprüchen besonders darauf Rücksicht nahm, ob der Inquisit zum erstenmale eine strafwürdige Handlung beging oder nicht und das erste Vergehen weniger hart bestrafte, als die folgenden, so sollte man im Gegentheil auch nicht außer Acht lassen, daß auch eine immer wiederkehrende verbrecherische Handlung, wenn ihr kein anderes Motiv zu Grunde liegt, als eben der zur anderen Natur gewordene Trieb dazu, eine krankhafte Anreizung zur Grundlage haben könne.

Ich nehme hier für den Verbrecher keine weitere Schonung in Anspruch, als man sie auch dem Trunksüchtigen, dem Brandstifter mit dem Triebe zur Feuerlust, dem Zornmüthigen, deren krankhafte Zustände ja auch erst in neuerer Zeit als dem Wahnsinn verwandt erkannt worden sind, angedeihen läßt. Um aber das aus einem unwiderstehlichen Triebe begangene Verbrechen von dem aus freiem Antriebe und mit böswilliger Absicht verübten zu unterscheiden, dürften besonders folgende Momente in nähere Erwägung gezogen werden: 1) die erbliche Anlage; 2) die Erziehung und der dadurch erlangte Grad von Intelligenz und sittlicher Bildung; 3) die etwa früher vorhandenen bizarren Gewohnheiten, eigenthümlichen Neigungen, sinnlichen Begierden und Leidenschaften; 4) das beharrliche Festhalten und Gewöhnen an gewisse verbrecherische Handlungen, mit Ausschluß aller übrigen, so, daß diese gleichsam zum Bedürfniß, zur Lust werden, wie bei der Gottfried und Zwanziger die Lust am Vergiften; 5) der Zustand der Seelenkräfte, insbesondere die Stärke oder Schwäche der Willenskraft; 6) der physische Gesundheitszustand, und endlich 7) das Benehmen des Verbrechers vor und nach der That, insbesondere ob sein Gemüth noch einiger Rührung und des Gefühls der wirklichen Reue fähig ist, oder nicht, und ob er nicht vielmehr eine beharrliche Neigung zu der von ihm begangenen verbrecherischen Handlung auch dann noch behält, wenn er bereits deßhalb zur Rechenschaft gezogen worden ist. Die Ueberzeugung, recht gehandelt zu haben und die Neigung das Verbrechen zu wiederholen, sobald die äußere Beschränkung wegfällt, wie sich solche zuweilen bei manchen fanatischen Verbrechern noch auf dem Schaffot ausspricht, setzt immer entweder einen gänzlichen Mangel an Erkenntniß der Strafwürdigkeit der Handlung oder eine Ueberwältigung der Willenskraft durch einen unwiderstehlichen, blinden Trieb voraus.

§. 29.

In neuerer Zeit hat Jacobi*) sich entschieden gegen jedes Uebergehen eines leidenschaftlichen, sündhaften Zustandes in Seelenstörung, in wie fern dadurch ein Gradverhältniß zwischen beiden Zuständen bezeichnet werden soll, erklärt, und ich stimme ihm darin vollkommen bei. Sünde ist keine Krankheit und obwohl leidenschaftliche Zustände zu diesen führen können, so sind sie doch nicht die Krankheit selbst; der abnorme anthropologische Zustand zeigt sich, wie Jacobi sagt, durch die dem göttlichen Gesetze widersprechende Lebensführung nur vermittelt, und er muß erst ein anthropologisch krankhafter geworden seyn, bevor durch diese Vermittelung Seelenstörung entstehen kann. Aber widersprechen muß ich

*) Die Hauptformen der Seelenstörungen. I. Bd. 1844. S. 522.

diesem Schriftsteller in der Behauptung „daß, wo der gesunde anthropologische Zustand eine Erschütterung durch Krankheit erleide, dieses sich sofort als ein Krankhaftes auch beurkunde, so daß der Moment, wo dieser abnorme Zustand waltend werde, dem aufmerksamen Beobachter nicht entgehen könne. Denn mögen somatische und psychische Einflüsse auch Jahrelang allmälig zerrüttend einwirken, so sey doch der Zeitpunkt, wo das anthropologische Verhältniß dadurch in solcher Weise ergriffen werde, daß Seelenstörung entstehe, allemal ein von jedem Kundigen entschieden bemerkbarer, wenn auch oft von Unkundigen nicht bemerkter, und dieses gelte nicht minder auch für diejenigen Fälle, wo scheinbar ein Kommen und Schwinden des kranken Zustandes abzuwechseln scheine, da die Möglichkeit dieses Wechsels selbst nur durch eine schon obwaltende Zerrüttung bedingt seyn könne."

Bei aller Achtung, die ich für des Verf. Einsicht und Erfahrung hege, begreife ich in der That nicht, wie er eine solche Behauptung rechtfertigen will. Wie oft kommen nicht Fälle vor, wo der Uebergang vom gesunden zum kranken Seelenzustande ein so unmerklicher ist, daß nicht nur Laien, sondern auch erfahrene Aerzte zweifelhaft sind und erst durch längere Forschung sich für das Vorhandenseyn des letzteren erklären können? wo selbst mehrere Aerzte sich in ihren Ansichten nicht einigen können? und haben wir nicht erlebt, daß Gesunde als Irre in die Irrenanstalten gebracht und erst nach längerer Prüfung daraus wieder entlassen worden sind? Oder will der Verf. alle Aerzte, die über das Vorhandenseyn eines kranken Seelenzustandes in gegebenen Fällen zweifelhaft waren, für ihres Faches Unkundige erklären? Obwohl ich meine Erfahrung in dergleichen Dingen nicht mit der des Verf. in Parallele stellen kann, so sind mir doch Fälle vorgekommen, wo die Entscheidung über das Eine oder das

Andere eben nicht leicht war und ich glaube, mich getrost auf die Erfahrungen anderer Aerzte berufen zu können, denen es nicht besser ergangen seyn wird.

So schwer es aber oft ist, zwischen gesunden und kranken Seelenzustand die Gränzlinie zu ziehen, eben so schwer ist es auch in manchen Fällen den Zeitpunkt zu bestimmen, wo die Leidenschaft, die Sünde, Krankheit erzeugt; ich sage: erzeugt, denn auch ich setze voraus, daß zu dem psychischen Moment, als begründender Ursache, noch ein somatisches hinzutritt, damit Krankheit entstehe. Es findet hier kein Uebergang der Leidenschaft in Krankheit statt, aber der leidenschaftliche, sündige Trieb kann ein krankhafter werden.

Gehen wir zurück auf jene übeln Gewohnheiten in Geberden, Reden, Handlungen. Anfangs schleichen sie sich ein aus Mangel an Wachsamkeit auf sich selbst, aus Leichtsinn und Fahrlässigkeit, endlich aber wachsen sie dem Menschen über den Kopf, er weiß nicht mehr, daß er sich ihrer schuldig macht, so wie der Mensch athmet, einen Fuß vor den andern setzt, und täglich und stündlich Handlungen begeht, deren Ausführung er sich nicht mehr bewußt ist. Eben so steigert sich die Gewohnheit, geistige Getränke in Uebermaaß zu sich zu nehmen, bis zur Trunksucht. Der Trunksüchtige mag außer den Anfällen auch noch so sehr von der Schädlichkeit, von der Abscheulichkeit seiner Gewohnheit überzeugt seyn, er kann dem Antriebe dazu doch nicht mehr widerstehen; wenn der Trieb erwacht, muß er trinken, ein Trieb, der nun nicht blos ein psychischer, sondern zum organischen geworden ist. Eine gleiche Bewandtniß hat es mit dem Onanisten, wenn er sein Laster einmal Jahre lang getrieben hat und nicht frühe genug zur Selbsterkenntniß gekommen ist. Hundertmal nimmt er sich vor es zu lassen, aber er vermag es nicht. Es sind nicht mehr schlüpfrige Bilder oder Sinneskitzel, die ihn dazu treiben, sondern es ist eine innere organische Nothwendigkeit, über die keine vernünftige Vorstellung, keine Willenskraft mehr Herr werden kann. Wenn ich nicht irre, hat Hufeland vor längerer Zeit das Beispiel eines solchen Unglücklichen bekannt gemacht, bei dem nur in der Castration das letzte Rettungsmittel gefunden wurde. Wie viele aber dadurch einer endlichen Imbecillität zum Opfer fallen, ist bekannt.

Auch hier müssen wir annehmen, daß die Leidenschaft das Vermittelnde ist, welches stufenweise zur Krankheit führt; auch hier bleibt die lasterhafte Angewohnheit strafwürdig, so lange sie noch innerhalb der Gränzen der Leidenschaft besteht, während sie aufhört, solches zu seyn, sobald sie zur Krankheit wird. Aber die Gränzlinie zu bestimmen, wo in einzelnen Fällen die eine in die andere übergeht, wird für den Arzt wie für den Psychologen freilich oft ein unauflösliches Problem bleiben.

Räumen wir aber bei diesen leidenschaftlichen Trieben eine Umwandlung in einen pathologischen Prozeß ein, so müssen wir es auch für andere thun. Es findet hier dasselbe statt, was bei der Nachahmung epileptischer Muskelbewegungen, sie werden zuletzt zur Epilepsie selbst, oder bei jenen Convulsionärs, von der Tanzwuth Befallenen und anderen religiösen Sectirern, von denen sich Analoga noch in unseren Zeiten finden, wie die neueren Beispiele in Schweden und Rußland beweisen. Offenbar sind dieß Zustände, die nicht blos im Psychischen allein ihren Boden haben, sondern deren Wurzeln auch in die somatische Sphäre übergreifen, wenn sie auch dort nicht durch das anatomische Messer aufgefunden werden können.

Alle diese leidenschaftlichen Triebe sind, so lange sie noch unter der Herrschaft des Willens stehen, an und für sich keine krankhaften Zustände, aber sie können durch Nachlässigkeit und lange Gewohnheit dazu werden. Wie eine Melodie, die wir oft hinter einander gehört, zuletzt ungerufen immer wieder in unserem Innern fortklingt und auftaucht, so wiederholen sich leidenschaftliche Handlungen, lange genug geübt, gleichsam auf automatische Weise, ohne daß es dazu einer besonderen Willensbestimmung bedarf. Auch zu ihnen kommt der Impuls ungerufen und sie reißen alle Ueberlegung, alle Besinnung mit sich fort. Jedenfalls tritt auch hier ein Punkt ein, wo das Psychische in das Somatische übergreift und in diesem eine Impression zur Folge hat, die nun an ihrer Stelle wieder auf jenes bestimmend zurückwirkt. Ueberhaupt ist der Zustand der Willenlosigkeit, in den der Mensch, auf diesem Punkt einmal angekommen, durch die Uebermacht der Leidenschaft versetzt wird, ein so eigenthümlicher, daß wir, die wir noch die Stimme des Gewissens in uns vernehmen und noch nicht die Herrschaft des Willens über uns verloren haben, uns gar nicht in ihn versetzen können. Aber annähernde Zustände davon finden sich in jedes Menschen Leben, wenn er sich erinnert, wie schwer es ihm wird, sich von gewissen Gewohnheiten loszureißen und wie er täglich Handlungen übt, die ihm zur anderen Natur geworden sind und die er zu üben nicht unterläßt, ohne doch durch einen besonderen Willensact dazu aufgefordert zu werden.

§. 30.

Die psychischen Kräfte scheinen hier ganz denselben Gesetzen zu gehorchen, wie die physischen. Die Gewohnheit wird zur anderen Natur, und zwar auf solche Weise, daß das Geistige sich dergestalt dem Körperlichen imprimirt, daß dieses nun ohne geistigen Impuls fortsetzt, was durch jenes eingeleitet worden ist. Menschen, die immer nur ihr Auge auf nahe Gegenstände richten, können nicht mehr in die Ferne sehen; solche, die immer nur Fleischkost genießen, verlieren die Fähigkeit zur Verdauung von vegetabilischer Nahrung; solche, welche der Mahnung zur täglichen Darmexcretion nicht nachkommen, leiden endlich an hartnäckiger Stuhlverhaltung. Eben so führt geistige Ueberspannung zum Wahnsinn und beharrliche Unterhaltung und Nährung leidenschaftlicher Triebe zu einem Zustande, der diesem wenigstens sehr nahe steht, wo nicht zu ihm selbst wird. Daß dieses bei der Geschlechtsliebe der Fall sey, wird Niemand abläugnen. Der daraus entspringende Wahnsinn ist häufig nur die Fortsetzung der ihn begründenden Leidenschaft; die kranke Phantasie nimmt ihre Bilder, mit denen sie sich im gesunden Zustande beschäftigte, mit herüber in den wahnsinnigen Zustand. Auf gleiche Weise kann dieß aber auch bei anderen leidenschaftlichen Zuständen geschehen. Es können in der menschlichen Seele leidenschaftliche, ja teuflische Gelüste erwachen, die beharrlich genährt und gepflegt, endlich alle Willenskraft überwältigen und so mit dem ganzen geistigen und somatischen Wesen des Menschen verwachsen, daß er ihnen verfällt, wie das vernunftlose Thier, das aus angeborenem Triebe mordet, wenn es auch seinen Hunger schon gestillt hat.

§. 31.

Dergleichen leidenschaftliche Zustände sind, ich wiederhole es, noch keine Krankheit, sondern nur Uebergangsstufen zur Krankheit, und als solche muß man sie gelten lassen, wenn man nicht geradezu aller Erfahrung widersprechen will. Eben so wenig wird man läugnen können, daß sie zuweilen in wirkliche Seelenstörung übergehen können und dann den Charakter beibehalten, der früher den Grundzug ihres Wesens ausmachte. Eben deßhalb wird es aber auch immer sehr schwer seyn, die Gränze zu bezeichnen, wo die Leidenschaft zur Krankheit wird.

Daß, wie Jacobi*) meint, mit einer solchen Annahme alle sittliche und göttliche Würde des Menschen aufgegeben werde, scheint mir keineswegs gegründet. Jene Würde bleibt dabei ungekränkt, denn daß der Mensch dadurch, daß er der Leidenschaft verfällt, allmählig auch in Krankheit verfallen kann, thut seiner ethischen Bestimmung auch nicht um ein Haar breit Eintrag. Leidenschaftliche und krankhafte Zustände bleiben dabei für immer geschieden, obgleich die einen die anderen nach sich ziehen können, und der Mensch bleibt für Handlungen, die er in den ersten begeht, eben so verantwortlich, als er es in den letzteren nicht ist.

Jacobi fürchtet ferner, „daß bei einer solchen Annahme ein durchaus gesunder geistiger Zustand, als in irgend einem Menschen bestehend, nie mit Sicherheit erkannt werden könne, denn da der Erethismus und Orgasmus oder die ihnen entgegengesetzten Zustände überall als mit im Spiele vermuthet werden dürfen, und keine Möglichkeit sich darbiete, das rein Sittliche von jenen Uebergängen in Krankheit mit Zuverlässigkeit als gesondert zu erkennen, so müßten wir immer besorgen, in allen menschlichen Zuständen nur gewisse Grade von Phrenopathie oder Seelenstörung zu erblicken." Dagegen läßt sich erinnern, daß es sehr unbillig seyn würde, jene Annahme von einem allmähligen Uebergang leidenschaftlicher Zustände in Krankheit blos deßhalb zu verwerfen, weil wir uns nicht die Fähigkeit zutrauen, beide hinreichend von einander zu unterscheiden und eine mögliche Verwechselung derselben leicht alle sittliche und göttliche Würde des Men-

*) l. c.

schen in Gefahr zu setzen fürchten ließe. Abgesehen davon, daß es überhaupt mit jener Verwechselung so schlimm nicht steht, denn die Fälle, wo die Unterscheidung zwischen dem einen und dem andern Zustande in Frage kommt, gehören ja unter die seltenen, so würde ja das Verdienst, die Unschuld zu retten und Das, was jetzt vor den Stuhl der richterlichen Behörden gehört, dem ärztlichen Forum zu vindiciren, nicht minder groß seyn als Das, das ethische Gebiet vor dem Eindringen einer falschen ärztlichen Ansicht zu bewahren. Gerade umgekehrt müßten sich die Aerzte berufen fühlen, Zustände, welche man bisher als bloße moralische Auswüchse angesehen hat, für sich als krankhafte in Anspruch zu nehmen. Die mögliche Verwirrung beider Zustände und die daraus abzuleitenden Folgen würden uns nicht bewegen können, die Möglichkeit zuzugeben, daß der eine mit dem anderen verwechselt werden könnte und müßte uns um so mehr anspornen, die Gränzen zwischen beiden strenger fest zu stellen. Es würde schlimm um die Psychiatrie stehen, wenn sie sich von der Moral vorschreiben lassen müßte, wie weit sie in ihren Forschungen zu gehen habe. Führen diese Forschungen zu Widersprüchen mit ihr, so werden sich diese bei strengerer Prüfung und nach gewonnener, tieferer Einsicht schon beseitigen lassen. Sollten aber auch Fälle vorkommen, wo es zweifelhaft bliebe, ob eine verbrecherische Handlung in Folge excessiver Leidenschaft oder in Folge von Seelenstörung begangen worden sey, so würden wir uns jedes positiven Urtheils zu begeben haben. „Unstreitig haben die Aerzte für ihren Theil ihre Pflicht erfüllt," sagt Clarus,*) „wenn sie in Fällen, wo Zweifels- und Entscheidungsgründe einander

*) Beiträge zur Erkenntniß und Beurtheilung krankhafter Seelenzustände S. 187.

die Wage halten, und die Natur der Sache keinen Weg zu weiterer Aufklärung derselben an die Hand giebt, nach sorgsamer Erwägung aller Umstände, ihr non liquet aussprechen."

§. 32.

Allerdings kann nicht jede verbrecherische Handlung deßhalb als Folge eines krankhaften Seelenzustandes angesehen werden, weil das Uebergewicht der Leidenschaft über die Vernunft die einzige Triebfeder dieser Handlung war, denn ein solches Uebergewicht läßt sich ja bei allen in der Leidenschaft verübten Handlungen voraussetzen, und alle diese Handlungen müßten dann in krankhaften Zuständen der Thäter begründet seyn. Aber es läßt sich fast mit Gewißheit annehmen, daß es Seelenzustände giebt, wo die leidenschaftlichen Triebe zu krankhaften werden, wo das Uebergewicht der Leidenschaft über die Vernunft nicht mehr ein transitorischer Zustand ist, sondern zum perennirenden wird, wo daher auch nicht mehr die Vernunft in einem unentschiedenen Zustande, zwischen Gut und Böse, Recht und Unrecht befangen ist, sondern, wo nur der Trieb zum Bösen die Alleinherrschaft an sich gerissen hat. Es sind dieß jene Zustände, wo der Mensch an das Laster, wie Tantalus an den Felsen geschmiedet, zu einem ewigen Bündniß mit ihm verdammt ist, wo er ihm willenlos folgen muß, wie er etwa der Befriedigung seiner täglichen Bedürfnisse folgt. So der Trunksüchtige, der Zornmüthige, der Onanist, der Giftmischer u. s. w., wenn er sein verderbliches, sündhaftes Spiel lange genug getrieben hat. Aber auch nur dann, wenn das letztere der Fall ist, wenn fortgesetzte Befriedigung seiner sündhaften Triebe und Gewohnheiten das Thierische in dem Menschen über die Vernunft gehoben haben, wenn der leidenschaftliche Trieb zum Bedürfniß geworden ist, den keine innere und äußere Beschränkung mehr bewältigen kann, nur dann ist die Gegenwart eines abnormen Zustandes denkbar, an dem die psychische wie die somatische Sphäre gleichen Antheil nehmen. Den Zeitpunkt, wenn ein solcher Zustand eintritt, zu bestimmen, hat freilich in jedem einzelnen Falle seine großen Schwierigkeiten; genug aber, er selbst ist möglich und wohl geeignet, von Aerzten und Criminalisten nicht ganz außer Acht gelassen zu werden.

Was nun aber den Punkt der Zurechnungsfähigkeit in diesen Zuständen betrifft, so ist man freilich bald im Reinen, wenn man mit Heinroth *) annimmt, „wenn der Mensch zur Bestie werde, so sey es seine Schuld, wenn er ausarte, so sey seine Ausartung als eine moralische zu betrachten, deren Schuld an ihm selbst hafte, so sehr auch äußere Umstände, z. B. Mangel an Erziehung, dieselbe begünstiget haben mögen, denn die Vernunft erwache auch bei der schlechtesten Erziehung; wenn das Bewußtseyn z. B. durch die Gewalt des Affects, der Leidenschaft, oder thierischer Triebe dergestalt verdunkelt werden könne, daß Vernunft und Willensfreiheit gänzlich unterdrückt werden und solche Individuen nur den zwingenden Reizen gehorchen müßten, so sey es ihre Schuld; sie sollen es nicht bis zum Müssen kommen lassen; wenn der Mensch ein Verbrechen begehe, weil er nicht anders könne, so sey dieß nur die Frucht seiner Aussaat; auch wenn er diese Verbrechen im ganz bewußtlosen Zustande, z. B. in der Betrunkenheit, begangen hätte, wenn er auch vom gewaltigsten Triebe gebunden und gezwungen gehandelt hätte, so sey er strafbar, nicht als unfreies, sondern als moralisches Wesen, er sey strafbar nicht wegen

*) System der psychisch-gerichtlichen Medicin. 1825. S. 326.

der That im unfreien Zustande, sondern wegen des unfreien Zustandes selbst, in den er sich versetzte, und welcher diese That erzeugte u. s. w."

Für das Verbrechen im Zustande des Rausches begangen, kann man diese Zurechnungsfähigkeit zugeben, denn er ist ein transitorischer Zustand, aus dem der Mensch wieder zu sich selbst kommt, und den er hätte vermeiden können; wenn aber Heinroth die Zurechnungsfähigkeit auf alle jene Verbrechen ausdehnt, die in einem wirklich unfreien Zustande begangen werden, welche Frucht der Schuld ist, so trifft sie mit demselben Rechte die Hälfte aller Wahnsinnigen, denn wie viele dieser Unglücklichen haben sich nicht ihr Leiden durch eigene Verschuldung zugezogen? Heinroth gesteht selbst ein, daß wirklich vorhandene Seelenstörung zur Zeit einer Unthat die Zurechnungsfähigkeit aufhebe.*) Ist dieses aber der Fall, so wird sie auch aufgehoben, die Seelenstörung mag durch eigene Schuld oder ohne sie durch Leidenschaft, Affect, Gewohnheit oder durch irgend eine zufällige Ursache entstanden seyn. Eben so wenig kann ein Verbrechen im Zustand der Seelenstörung begangen, bestraft werden, möge auch immerhin die Seelenstörung durch eigene Schuld herbeigeführt worden seyn, denn im unfreien Zustande hört jede Verantwortlichkeit auf.

Aber nicht jede im Affect und in der Leidenschaft begangene Handlung ist deßhalb eine unfreie, sie wird es nur dann, wenn die Leidenschaft jede höhere Regung in dem Menschen absorbirt, wenn sie in einem Grade dominirend wird, daß alles Denken und Handeln nur ihr zugewendet ist und unter ihrer unumschränkten Herrschaft steht.

---

*) l. c. S. 335.

§. 33.

Ich habe bisher absichtlich die Leidenschaft nur als etwas Aeußeres, als die Seelenstörung Vermittelndes, betrachtet, ohne mich auf die Untersuchung einzulassen, ob sie nicht schon an sich eine krankhafte Seelenäußerung sey, indem ich mich hier auf ein Terrain begeben würde, das noch zu wenig befestigt ist, um allen den Kämpfern mit Entschiedenheit entgegen zu treten, die mich hier mit eingelegter Lanze erwarten würden. Allein die Sache scheint mir bei allem Dem noch keinesweges entschieden zu seyn.

Wenn wir auch mit dem geistreichen Damerow annehmen, daß der Geist des Menschen keiner Erkrankung unterworfen seyn könne, so bleibt dieß doch für die Seele und namentlich für die Seite derselben, welche wir Gemüth benennen, noch sehr zweifelhaft. Das Gemüth steht ebenso unter der Herrschaft des Leibes, der Gefühle, der sinnlichen Eindrücke, als unter der des Geistes, ja jene ist dem Menschen eben so nothwendig, als diese, denn wollte er sich ihrer so viel als möglich entschlagen, so würde er den Schwärmern und Säulenheiligen gleichen, aber nimmermehr seine wahre Bestimmung als Mensch erfüllen. Nur in dem Gleichgewichte zwischen geistiger Willenskraft und sinnlichen Begierden, wie es uns vorzugsweise durch das religiöse Bewußtseyn eröffnet und geboten ist, besteht daher die Gesundheit des geistigen Lebens. Jenes Gleichgewicht kann aber auf zweifache Weise gestört werden, einmal dadurch, daß die geistige Willenskraft erlahmt, oder nicht bis zu dem Grade ausgebildet worden ist, um den sinnlichen Begierden mit hinreichender Stärke entgegen wirken zu können; 2) dadurch, daß die sinnlichen Begierden so stark werden, daß auch ein an und für sich nicht schwacher Wille doch ihrer nicht Herr werden kann, weil er relativ zu schwach ist, d. h. den übermächtigen Begierden gegenüber nicht obsiegen kann. Man hat daher sehr unrecht, wenn man die vorherrschende Leidenschaftlichkeit eines Menschen immer nur auf Rechnung einer fehlenden oder zu schwachen Willenskraft schreibt. Es kann eine sehr schwache Willenskraft vorhanden und dabei doch die Leidenschaftlichkeit sehr gering seyn, weil der Grad der sinnlichen Begierden nur ein sehr geringer ist. Die Wurzel der sinnlichen Begierden liegt aber nicht allein in der geistigen Sphäre des Menschen, sondern auch in der leiblichen. Warum sollten sie daher nicht eben so gut einer krankhaften Steigerung und Ausartung fähig seyn, wie jede andere mit dem Körper verbundene Kraft? Schon die tägliche Erfahrung belehrt uns, daß Seele und Körper in der engsten Beziehung stehen und sich gegenseitig ihre Veränderungen mittheilen. Schon eine durchwachte Nacht, eine schwerverdauliche Speise machen uns unfähig zu geistigen Arbeiten, ein Glas Wein über das Bedürfniß getrunken, macht den Einen fröhlich, den Anderen mürrisch, streitsüchtig, ja gewisse körperliche Krankheiten, als: Lungensucht, Wassersucht, Leberleiden, Hypochondrie u. s. w. sind fähig, den ganzen Charakter des daran Leidenden umzuändern und aus einem lebensfrohen, genügsamen, friedlichen einen grämlichen, unzufriedenen, eigensinnigen Meuschen zu machen. Hier entspringen also Leidenschaften offenbar aus somatischen Veränderungen, Leidenschaften, für die wir doch wohl den armen körperlich Niedergedrückten nicht verantwortlich machen wollen. Warum sollen sie aber sonst nicht aus dieser Quelle entspringen, nicht auch als Symptome eines krankhaften Zustandes gelten, wofür sie dort genommen werden? Etwa weil der Leidenschaftliche scheinbar gesund ist? Wenn nun aber der krankhafte Zustand die Leidenschaft zu seinem Symptome hätte?

wenn das Wechselverhältniß zwischen Seele und Körper von der Art wäre, daß es ein Uebergewicht sinnlicher Begierden bedingte, ähnlich dem Uebergewicht der Sensibilität oder der Productivität in manchen Körpern? Daß dem so ist, beweisen aber schon jene Fälle, in denen sich gewisse Leidenschaften erblich fortpflanzten. Ich habe oben S. 20 einen Fall angeführt, in welchem sich die Trunksucht von dem Vater auf 6 Familienglieder vererbte, mir sind aber auch Fälle bekannt, wo das Laster der Unzucht sich auf ähnliche Weise fortpflanzte. Wird man nicht in diesen Fällen anzunehmen genöthigt, daß hier schon die Anlage zu diesen Leidenschaften in einer besonderen Organisation von Seiten der Seele wie des Körpers begründet sey?

Aber auch im Verlauf des Lebens kann die Leidenschaft zum krankhaften Auswuchs werden und gleich einem körperlichen Parasiten alle edleren Gefühle der Seele überwachsen und vertilgen. Das beweisen jene Säufer, jene Wollüstlinge, jene Diebe u. s. w., die keine Ermahnung, keine Strafe zur Umkehr auf der Bahn des Lasters bewegen kann. Gleichwie die Heilkraft der Natur dem Eindringen und Fortwuchern mancher körperlichen Krankheitsprozesse in manchen Fällen keine Gränzen zu setzen vermag, so vermag es auch hier die Willenskraft nicht mehr, weil sie alle Herrschaft über die sinnlichen Begierden verloren hat.

Ich bin darauf vorbereitet, daß man der hier ausgesprochenen Ansicht von der krankhaften Natur der Leidenschaften von vorne herein den Stab brechen und dabei alle sittliche und göttliche Würde des Menschen in Gefahr sehen wird. Aber mich dünkt, beim Lichte besehen, sey die Gefahr eben so groß nicht. Alles würde bleiben, wie es bisher gewesen; nur die bisherigen Strafsysteme würden einige Aenderung erleiden. Von Rache, Vergeltung und Todesstrafe würde ich begreiflicher Weise ganz abstrahiren. Mein vermeintlich an Leidenschaft Erkrankter würde geheilt statt blos gestraft werden müssen. Mein Hauptmittel würde die christliche Liebe, Strafe nur dann ein Hülfsmittel seyn, als sie durch diese geboten wäre, so wie sie auch zu Zeiten in Irrenanstalten geboten ist. Meine Zuchthäuser würden Heilanstalten, Besserungsanstalten werden, und meinen Aerzten würde die Entscheidung anheim gegeben werden, ob ein Kranker als geheilt zu entlassen oder als ein für die öffentliche Sicherheit gefährliches Individuum auf ewig in der Besserungsanstalt zu belassen sey u. s. w. Doch ich träume, ohne zu bedenken, daß ich in einer Zeit lebe, wo man sich noch über Recht- oder Unrechtmäßigkeit der Todesstrafe streitet, wo noch Unschuldige in Gefängnissen schmachten. —

§. 34.

Gleichwie im Vorhergehenden Leidenschaften die Momente waren, welche die Seelenstörungen einleiteten und durch ihre beharrliche Fortwirkung zur Erscheinung brachten, so giebt es aber auch noch andere psychische und somatische Einflüsse, welche dieselbe Folge haben. So sind es besonders Furcht, Verdruß, plötzlicher Glückswechsel, Verlust geliebter Personen oder auch somatische Krankheitszustände, Kopfverletzungen, ein leichter paralytischer oder epileptischer Anfall u. s. w., welche die darauf folgende Seelenstörung veranlassen. In vielen Fällen tritt diese dann ohne bedeutende Vorboten ein, zuweilen aber geht ihr ein Mittelzustand, ein Zustand, den Esquirol Incubation nennt, vorher, in dem die Gränzen zwischen Seelengesundheit und Krankheit noch in einander überlaufen und da beide Zustände noch nicht so strenge von einander geschieden sind, der Kranke noch längere oder kürzere Zeit von Verwandten und Bekannten für gesund gehalten wird, obgleich man seines sonderbaren Benehmens wegen, an der Integrität seiner Seelenkräfte zu zweifeln anfängt. Auch für den weniger erfahrenen und im Gebiete der Psychiatrie nicht bewanderten Arzt werden solche Fälle zuweilen zu Steinen des Anstoßes und setzen ihn in nicht geringe Verlegenheit, wenn er sich, von den Behörden dazu aufgefordert, über Seyn oder Nichtseyn eines gesunden Seelenzustandes mit Bestimmtheit entscheiden soll. Denn gerade in dieser Incubationsperiode kommt es oft vor, daß der Mensch Handlungen begeht, die, da sie den Schein der Bosheit oder der Leidenschaftlichkeit an sich tragen, geahndet und bestraft werden müssen, wenn sie nicht durch ärztlichen Ausspruch als unfreie erklärt werden.

Am täuschendsten sind solche Zustände, wenn sie mehr dem Gemüthe als dem Verstande angehören, auf Veränderungen im Gefühlsleben, gesteigerten Affecten beruhen, ohne daß dabei irre Vorstellungen und fire Ideen zur Erscheinung kommen. Menschen, bei welchen die Seelenstörung auf solche Weise beginnt, werden im höchsten Grade reizbar, unfriedfertig, streitsüchtig, mißtrauisch gegen ihre Verwandten und liebsten Freunde; beobachtet man sie genau, so zeigen sie etwas Sonderbares, Mürrisches, Excentrisches in ihrem ganzen Wesen und Benehmen; ihr ganzer Charakter hat sich umgewandelt, und ihr Temperament und ihre Neigungen sind anders geworden. Menschen, welche sonst die pünktlichsten und ordentlichsten in ihren Geschäften waren, werden jetzt unordentlich und nachlässig; furchtsame und ängstliche stürzen sich in die gewagtesten Speculationen; schweigsame werden Schwätzer, demüthige Prahler und Großthuer, sittlich unbescholtene liederlich. Manche sind sehr veränderlich in ihren Neigungen und Vorsätzen, beginnen dieses oder jenes Geschäft, um es wieder fallen zu lassen, widersetzen sich aber hartnäckig allen Denen, die sie an der Ausführung ihrer Unternehmungen hindern wollen. Daher fassen sie gemeiniglich die größte Abneigung gegen diejenigen Personen, die ihnen die theuersten waren, mißhandeln sie, schimpfen sie, fliehen ihren Umgang in Folge ihres Mißtrauens, ihres Argwohns und ihrer Furcht. Doch giebt es, nach Esquirol, auch deren, die eine Art von Zuneigung zu ihren Verwandten und Freunden behalten, aber dieses Gefühl von Anhänglichkeit, welches bisweilen sehr groß seyn kann, besteht ohne Vertrauen zu denjenigen Personen, welche vor dem Krankheitsanfall die Rathgeber und Leiter der Gedanken und Handlungen des Kranken waren. Ein Melancholiker, der seiner Gattin mit ganzem Herzen angehört, ist deßhalb doch taub gegen ihre Rathschläge und Ermahnungen. Ein Sohn würde sein Leben für seinen Vater hingeben, aber er macht deßhalb nicht den geringsten Versuch, den Bitten desselben Gehör zu zu geben und seinen krankhaften Launen und Neigungen ein Ziel zu setzen.

Dabei sind solche Kranke meist vollkommen vernünftig und fähig über Alles richtig zu urtheilen, was innerhalb der Gränzen ihrer geistigen Fähigkeiten und Bildung liegt; ja, sie wissen ihre verkehrten und excentrischen Handlungen immer durch Gründe zu vertheidigen und zu entschuldigen, denen man auf den ersten Anblick und ohne in eine tiefere Untersuchung derselben einzugehen, nichts entgegen zu setzen vermag.

In manchen Fällen erfolgt der Uebergang von dem gesunden Zustande zum kranken so allmälig, daß er kaum bemerkt wird, insbesondere aber dann, wenn eigenthümliche Neigungen und Gewohnheiten, Eigenheiten im Benehmen und excentrische Handlungen schon von Jugend auf zum Wesen solcher Kranken gehörten und diese dann beim Uebergang in

Krankheit nur eine Zunahme und Steigerung erleiden. Personen, welche mit solchen Kranken umgehen, sind an solche Eigenheiten so gewöhnt, daß sie den Uebergang in wirkliche Seelenstörung nicht wahrnehmen.

Ich kann mir hier nicht versagen, einen Fall anzuführen, der mir vor einiger Zeit zur Begutachtung von unserer Landesregierung vorgelegt wurde. Es handelte sich nämlich darum, ob in diesem Falle eine Person aus der Landesirrenanstalt entlassen werden dürfe oder nicht. Das darüber von mir erstattete Gutachten war folgendes:

Am 21. Februar 1842 wurde M. E. von O. nach G. in gefängliche Haft gebracht, weil sie nach Aussage des Pfarrers und der meisten Gemeindeglieder, der öffentlichen Sicherheit gefährlich werde, tobe, halbe Nächte hindurch schimpfe, die Mitbewohner des Hauses prügle, mit dem Messer zu stechen drohe und höchst unvorsichtig mit dem Feuer umgehe u. s. w. Zugleich wurde von den genannten Personen ausgesagt, daß sie dem Branntwein sehr ergeben sey (was jedoch sie und ihr Sohn durchaus in Abrede stellen), und mit ihren Kindern und ihrer Schwiegertochter in fortwährendem Unfrieden und Zank lebe, ohne von ihnen dazu Veranlassung erhalten zu haben.

Unter dem 24. März berichtet der Physikus D. P. über genannte E., daß sie bisher immer sehr gesund und thätig gewesen sey, sich aber durch ihre auffallende Beredsamkeit und angeborene Neigung zum Zank oft bei ihren Nachbarn bemerklich gemacht habe; auch habe sie stets für eine böse Frau gegolten und werde von den meisten Bewohnern des Ortes für eine Hexe gehalten. Vor vier Jahren, noch bei Lebzeiten ihres Ehemannes, habe sie sich plötzlich, ohne wesentliche Ursache, aus ihrer Behausung entfernt und erst nach dreitägigem Suchen habe man sie im Walde, nur mit einem

Hemde und Unterrock bekleidet, wieder gefunden. Sie hatte sich drei volle Tage, Ende Decembers, bei bedeutender Kälte, unter freiem Himmel aufgehalten. Zu ihren Angehörigen zurückgebracht, sey sie nach wenigen Monaten wieder ganz vernünftig geworden, auch sey sie bis zum November 1841, anderthalb Jahre nach ihres Mannes Tode, verträglich geblieben, dann aber habe sie angefangen, den Ort O. häufig in Furcht und Schrecken zu versetzen; sey z. B. mehreremale um Mitternacht aufgestanden, habe Feuer angemacht, dabei heftig auf ihre Schwiegertochter geschimpft, sie geprügelt, die Töpfe zerschlagen, nach ihrem Sohne mit einer eisernen, ziemlich großen Mörserkeule geworfen, ihre Schwiegertochter mehrmals mit dem Messer überlaufen und gedroht, sie erstechen zu wollen. Nächstdem habe sie sich immer nur kürzere Zeit zu Hause aufgehalten, und sey, nachdem sie sich zuvor gehörig mit Lebensmitteln versehen, mehrere Tage nach einander bei Verwandten und Bekannten der Umgegend umher gewandert. Anfänglich konnte D. P., bei den ziemlich zusammenhängenden, anscheinend ganz vernünftigen Gesprächen der E., nicht zu der Ueberzeugung gelangen, daß sie wahnsinnig oder überhaupt geisteskrank sey, bei genauerer vierwöchentlicher Beobachtung aber ergab sich ihm, daß sie an dem fixen Wahn leide, ihre Schwiegertochter und ihr Sohn beabsichtigten, sie verhungern zu lassen. D. P. trug deßhalb darauf an, daß die E. in die Landesirrenanstalt gebracht werde, wohin sie denn auch unter dem 10. April 1842 versetzt wurde.

Nach ihrer Aufnahme habe ich sie selbst, jedoch nur sehr kurze Zeit noch beobachtet. Sie benahm sich in der ersten Zeit sehr unfriedfertig, zänkisch, widerspenstig gegen Wärter und Wärterin, schien sich in einer steten geistigen und körperlichen Unruhe zu befinden, war schwer zu einer anhaltenden Beschäftigung zu bringen, schimpfte noch fortwährend auf ihre Verwandten u. s. w. Daß sie krank sey, darüber blieb mir kein Zweifel, indessen konnte ich mit D. P. nicht darin übereinstimmen, daß sie an dem fixen Wahn leide, ihre Kinder wollten sie verhungern lassen; denn obwohl sie zuweilen diese Aeußerung that, so war es doch nur vorübergehend, und sie beklagte sich eben so oft nur im Allgemeinen über schlechte Behandlung, wozu sie bei ihrer zänkischen Gemüthsart ja wohl auch Grund haben konnte.

Im August desselben Jahres wurde E. von D. H. als geheilt entlassen. In einem Schreiben vom 29. Januar an das h. Verwalt.-Amt zu G. bemerkt derselbe, daß er für einen Rückfall der Krankheit nicht bürgen könne, sobald die früheren Krankheitsmomente wieder in Kraft träten und die Kranke in die gewohnte Lebensweise und Verhältnisse zurückkehrte. In einem zweiten Schreiben vom 18. August dagegen wird der Gemüthszustand der E. von demselben Arzte auf folgende Weise geschildert: „Es ist merkwürdig, daß diese Frau während ihrer Anwesenheit in der Anstalt durch kein einziges Symptom eine vorherrschende Seelenstörung verrathen hat. Obschon im höchsten Grade geschwätzig, tragen dennoch ihre Reden, obwohl sie das Hundertste mit dem Tausendsten vermengt und von einer Erzählung auf die andere hingeleitet wird, das Gepräge der Vernünftigkeit an sich, und lassen nicht das Geringste eines psychischen Leidens durchschimmern. Von der im Gutachten des Phys. D. P. angegebenen Monomanie der Kranken, als befürchte sie, ihr Sohn und Schwiegertochter beabsichtigten sie verhungern zu lassen, haben wir nicht das Mindeste auffinden können, und obschon diese Kranke mir nur erst seit einem Vierteljahr bekannt ist, so hat doch auch schon der frühere Dirigent der Anstalt nichts auf fixe Idee Hindeutendes bei ihr auffinden können. So gesteht auch schon D. P. zu, daß er aus den ziemlich zusammenhängenden, anscheinend ganz vernünftigen Gesprächen der E. nicht zur Ueberzeugung gelangen könnte, sie für wahnsinnig oder überhaupt geisteskrank zu erklären und ich muß ehrlich gestehen, daß ich mit dieser Ansicht vollkommen übereinstimme. Obschon ich nicht läugnen will, daß die Rechthaberei der Frau, ihr fortwährender Zank und Streit mit ihren Verwandten, ihre Zornmüthigkeit, die sie selbst zu gewaltsamen Handlungen gegen ihre nächsten Angehörigen verleitet, so daß sie nach dem einen Sohn mit einer Mörserkeule wirft, schon auf sehr gereizte Stimmung des Gefühl- und Willensvermögens hindeuten, die um so leichter zu vollkommener Seelenstörung bei ihr übergehen konnte, als sie dem Genuß geistiger Getränke ergeben seyn soll (wie ich vom früheren Dirigenten der Anstalt hörte, obschon das ärztliche Gutachten sich nicht darüber ausläßt), also Reize einwirken, die einen solchen Ausgang befördern; so haben wir doch in der Anstalt selbst uns durch nichts zur Annahme einer vorhandenen Störung der Seelenvermögen der E. bewogen gefunden, vielmehr kann sie als geistig gesund erklärt werden. Läugnen läßt sich indessen nicht, daß sich in ihrem Benehmen eine eigene Unruhe kund giebt, die sich nicht blos durch ihr vieles, wenn schon richtiges Geschwätz, sondern auch durch ihr Verhalten bei einer Arbeit ausspricht. Sie arbeitet gerne und viel, allein nie kann sie eine Beschäftigung vollenden, ohne eine andere dazwischen angefangen zu haben, so z. B. scheuert sie die Stuben, bricht plötzlich ab, um ein Bett zu machen, scheuert dann von Neuem wieder, um bald darauf wieder etwas Anderes vorzunehmen. Diese mehr von der Wärterin als mir bemerkte Unruhe muß uns aufmerksam machen und zu genauer Beaufsichtigung der Person bestimmen.

Sie ist aber nicht blos geschwätzig, sondern auch genäschig und lüstern; dabei hat sie fortwährend guten Appetit und versteckt alles von den andern Kranken beim Essen Uebriggelassene, um es für sich zu behalten, obschon sie hierfür genug Beschönigungsgründe aufzählt, z. B. sie wolle das Gute nicht umkommen lassen u. s. w. Von dem früher an ihr haftenden Verdacht einer Veruntreuung hat sie sich zwar nicht vollkommen gereinigt, mit Bestimmtheit aber können wir ihr auch nichts beweisen."

Am 11. Juli 1844 erneuerten sich wieder die alten Klagen, namentlich brachte der Schultheiß G. zu O. zur Anzeige, daß die E. mit Licht und Feuer unvorsichtig umgehe, so z. B. das Ofenloch mit Reisignadeln von vorne bis hinten bestreue, tobe, um sich schmeiße und beiße, sobald sie ohne Aufsicht sey, sich aus dem Hause entferne, und dann gewöhnlich erst nach längerer Zeit wieder aufgefunden werden könne, daß sie nach ihren Angehörigen Messer, Gabeln, Stutzen, kurz Alles, was ihr zuerst zur Hand komme, werfe u. s. w. Ja, sie befand sich damals in einem so aufgeregten ten Zustande, und benahm sich so widerspenstig und heftig, daß man ihr die Zwangsjacke anzulegen versuchte. Auf ein nochmaliges Gutachten des Phys. D. P., daß die E. geisteskrank sey, wurde sie zum zweitenmal in die Landesirrenanstalt aufgenommen.

Ich glaubte diese, den Akten entnommene Geschichtserzählung vorausgehen lassen zu müssen, bevor ich mir ein Urtheil über den Gesundheitszustand der E. erlaube, da sie Data enthält, welche auf letzteren einiges Licht werfen und auf alle Fälle nicht unberücksichtigt bleiben dürfen.

Halten wir uns lediglich an die geistigen Verrichtungen der E., so dürften wir sie wohl nur mit Unrecht den Irren zuzuzählen haben. Nicht allein, daß der Phys. D. P. aus den ziemlich zusammenhängenden, anscheinend ganz vernünftigen Gesprächen derselben die Ueberzeugung nicht gewinnen konnte, daß sie wahnsinnig oder überhaupt geisteskrank sey und daß D. H. während ihrer Anwesenheit in der Irrenanstalt auch nicht ein einziges Symptom einer vorherrschenden Seelenstörung an ihr wahrzunehmen im Stande war, so habe auch ich mich durch wiederholte Besuche in der Irrenanstalt jetzt wieder überzeugt, daß bei der E. weder eine Störung der Verstandesthätigkeit, noch Mangel an Gedächtniß oder Spuren von Illusionen, Phantasmata, fixen Wahnvorstellungen u. s. w. vorhanden sind. Nur ein öfteres Abspringen von einem Gegenstand zum andern in ihren Gesprächen streift an jenen Seelenzustand, den die Psychiatriker „Ideenflucht" bezeichnet haben, ist jedoch nur in einem Grade vorhanden, wie er auch bei manchen, besonders ungebildeten, aber sonst gesunden Individuen nicht selten vorkommt und begründet für sich noch keine Seelenstörung.

Daß die öftere Aeußerung der E., ihr Sohn und ihre Schwiegertochter wollten sie verhungern lassen, nicht als Wahnvorstellung gelten könne, habe ich schon oben erwähnt; denn abgesehen davon, daß sie wirklich von diesen, ihren Verwandten kümmerlich behandelt worden seyn kann, stellt sich jene Aeußerung auch jetzt nur immer noch als eine Anklage und als ein Entschuldigungsgrund für ihr eigenes ungestümes und widerspenstiges Benehmen, keineswegs aber als eine sich der Seele gewaltsam aufdringende und sie allseitig beherrschende Vorstellung heraus, wie dieß gewöhnlich bei an eigentlicher Monomanie Leidenden der Fall ist. Das öftere Weglaufen vom Hause, namentlich vor vier Jahren im Winter, bei unzureichender Bekleidung, welches dieselbe merkwürdiger Weise selbst für einen Act des Irreseyns, in dem sie sich damals befunden, erklärt, so wie ihr nächtliches Aufstehen, ihr unvorsichtiges Benehmen mit Feuer und Licht u. s. w. können zwar ebenfalls für Zeichen von Verstandesverwirrung genommen werden, wie es denn wirklich nicht zu läugnen ist, daß sie daran streifen; allein eines Theils sind dergleichen außergewöhnliche Handlungen während ihres zweimaligen Aufenthalts in der hiesigen Irrenanstalt nicht bemerkt worden (nur Das fiel den Wärtern auf, daß sie eine besondere Lust daran zu finden schien, Wasser auf den Fußboden auszugießen), andern Theils weiß sie jene früheren Handlungen so gut durch Gründe zu rechtfertigen und zu beschönigen, daß man darin wenigstens keine Berechtigung findet, sie als Beweise eines irren Seelenzustandes zu nehmen. Indessen als mit einem gesunden Seelenzustand verträglich sind sie auch nicht anzusehen, und ich werde später Gelegenheit finden sie auf andere Weise zu deuten.

Es giebt nun aber auch einen andern psychisch kranken Zustand, der nicht der geistigen, sondern der gemüthlichen Sphäre des Menschen angehört, ein Zustand, dem, wo ich nicht sehr irre, auch der vorliegende Fall beizuzählen ist. Pinel war der erste, der auf ihn aufmerksam wurde und ihn mit dem freilich nicht sehr passenden Namen: emportement maniaque sans délire bezeichnete und andere ausgezeichnete Irrenärzte, als: Esquirol, Georget, Marc, Prichard (der ihn Moral insanity nannte) traten ihm bei. Esquirol sagt von diesem Zustande: „Bei den meisten dieser Kranken ist es unmöglich auch nur eine einzige wirklich irre Vorstellung aufzufinden, ihr Delirium besteht blos in ihren Handlungen, in ihren moralischen Gefühlen, und eine Verkehrtheit des Urtheils ist nur im höchsten Grade der Krankheit wahrzunehmen. — Man findet dergleichen Kranke, die einen Widerwillen gegen Personen fassen, die ihnen die Theuersten sind, sie schimpfen, mißhandeln, meiden, in Folge ihres Mißtrauens, ihres Argwohns und ihrer Furcht. — Diese moralische Alienation ist so constant, daß ich sie für das eigentlich Charakteristische der Gemüthsstörung ansehen möchte. Es giebt Irre, bei denen es schwer ist, irgend eine Spur von Hallucination aufzufinden, aber es giebt keinen, bei dem die Leidenschaften und moralischen Gefühle nicht gestört, verkehrt oder ganz verloren gegangen wären. Mir ist wenigstens kein solches Beispiel vorgekommen." — Als besondere Form dieses moralischen Irreseyns bezeichnet Prichard das ungewöhnliche Vorherrschen von Zorn und boshaften Regungen. „Es giebt Fälle von Seelenstörung," sagt er, „bei welchen die ganze Krankheit oder wenigstens ihre ganze Erscheinungsform in einer Neigung zu heftigen Zornausbrüchen ohne Ursache beruht, Zornausbrüche, die nicht selten zu gewaltsamen Handlungen führen können. Der charakteristische Zug dieser Krankheit ist eine von physischer Ursache abhängende extreme Zornmüthigkeit." — An einem andern Orte sagt derselbe Autor: „Excentricität in dem Betragen, eigenthümliche und absurde Gewohnheiten, Neigung, die gewöhnlichen Verrichtungen des Lebens auf andere Weise auszuführen, als dieß herkömmlich, ist zwar in manchen Fällen auch ein Zug des moralischen Seelenleidens, kann aber kaum als hinreichender Beleg für seine Existenz angesehen werden. Wenn aber dergleichen Erscheinungen in Verbindung mit einem mürrischen, unlenksamen Charakter, mit Mangel an socialen Gefühlen und Abneigung gegen die nächsten Verwandten, mit einem Worte: mit einer Umwandlung des moralischen Charakters des Individuums, beobachtet werden, so spricht sich darin die Sache klar genug aus."

Ich weiß recht gut, daß sich manche deutsche und französische Aerzte gegen die Existenz einer solchen Mania sine delirio erklärt haben, ja ich selbst habe gleich Esquirol längere Zeit daran gezweifelt, bis ich endlich, durch Erfahrung genöthigt wurde fast daran zu glauben. Auch sollte ich meinen, daß Autoritäten, wie die oben genannten mit ihren reichen Erfahrungen ein größeres Gewicht in die Wagschale legten, als diejenigen, die sich gegen die Existenz dieser Krankheit erklärten, ohne sie, wie ich vermuthen muß, vielleicht nur einmal im Leben gesehen zu haben.

Ich glaube nicht zu irren, wenn ich den hier zu begutachtenden Fall gleichfalls in die Classe der moralischen Seelenstörungen einreihe und ihn von einem physischen Erkranken ableite. Schon der intermittirende Charakter der Krankheit spricht dafür. D. P. berichtet ausdrücklich in seinem Gutachten, die E. sey, nachdem sie sich vor vier Jahren aus ihrem Hause entfernt und in dem Wald aufgehalten, nach einigen Monaten wieder ganz vernünftig geworden und bis zum November 1841, anderthalb Jahre nach ihres Mannes Tod, verträglich geblieben. Auch daß sie im Jahre 1842 als geheilt entlassen worden und sich auch jetzt wieder in einem so erträglichen Gesundheitszustande befindet, daß auf ihre Entlassung angetragen wurde, spricht dafür. Symptome einer körperlichen Krankheit habe ich zwar nicht auffinden können, dazu gehört aber bei Irren auch eine längere und schärfere Beobachtung, als ich ihr bis jetzt widmen konnte; ich zweifle aber nicht, daß sich diese Erscheinungen früher oder später deutlicher herausstellen werden; denn sowohl ihr bleiches, cachektisches Aussehen, als der von einem der Wärter bemerkte Umstand, daß sie sich jedesmal nach einem gehabten Aerger erbreche, Fieber bekomme und das Bett hüten müsse, bekundet ein körperliches Kranksеyn. An einem aus diesem körperlichen Kranksеyn entspringenden Gemüthsleiden läßt sich aber noch weniger zweifeln. Mich dünkt, eine Parallele ihres Benehmens und ihrer Handlungen mit den oben nach Esquirol und Prichard angeführten Symptomen lasse die Aehnlichkeit nicht verkennen. Ihr Haß gegen ihre Verwandten, ihre Zornmüthigkeit, die sogar bis zu gefährlichen Handlungen ausartet, ihre stete Unruhe, die sie von einer Arbeit zur anderen und in den Gesprächen von dem Hundertsten in's Tausendste überspringen läßt, ihr Umherwandern, ihre Neigung sich des Nachts Licht zu machen und mit dem Feuer zu beschäftigen, sind dergleichen Symptome. Sie sind nicht Zeichen einer gestörten Verstandesthätigkeit, wohl aber Zeichen von inneren krankhaften Gefühlen, von einer inneren Unruhe, die sie sich selbst nicht zu deuten weiß, die aber stärker ist, als ihr Wille und die sie nicht zu beherrschen vermag.

Daß diese Symptome etwas Außergewöhnliches gehabt und sich von dem gewöhnlichen Benehmen einer bösen, zanksüchtigen Frau unterschieden haben müssen, beweist der Antheil, den alle Bewohner des Dorfes daran nahmen und die Besorgnisse, die dadurch bei ihnen erweckt wurden; deßgleichen der Glaube, daß sie eine Hexe sey. Dem schlichten Volksurtheil liegt auch hier, wie in so vielen Dingen, ein richtiges Gefühl zum Grunde.

Es scheint diese gemüthliche Aufregung, wie bei so vielen Irren, nur eine besondere Phase der Krankheit zu seyn, welche an die Stelle eines vorausgegangenen melancholischen Zustandes getreten ist. Die Kranke erzählt nämlich, daß sie noch zu Lebzeiten ihres Mannes zehn Jahre lang an Melancholie gelitten, während derselben nicht gearbeitet, keinen ruhigen Schlaf gehabt, still und verschlossen, gleichgültig gegen ihre Umgebungen gewesen sey, keine Zuneigung zu Mann und Kindern empfunden habe, von diesen zum Essen und zum Ausgehen habe genöthigt werden müssen u. s. w. Im Verlauf dieses Stadiums seyen wieder Lichtpunkte eingetreten, in denen sie sich ganz wohl befunden habe, dann sey es plötzlich über sie gekommen, als werde sie mit heißem Wasser übergossen. Auch vier Monate nach dem Tode ihres

Mannes will sie einen solchen Anfall (ihre Angst) bekommen haben, der bis spät in den Herbst gedauert habe. Nachdem sie ihre Catamenien verloren, seyen diese Anfälle ausgeblieben. Während derselben sey sie gleichgültig gegen die ganze Welt gewesen und habe sich dabei stets friedfertig und verträglich benommen. Die Ihrigen haben damals, aus Scham, diesen ihren kranken Geisteszustand vor den Bewohnern des Dorfes verborgen gehalten.

Nach sorgfältiger Erwägung dieser Symptome kann ich nicht dafür stimmen, daß die E. aus der Irrenanstalt entlassen werde, denn obwohl es seyn könnte, daß sie sich, zu Hause angekommen, wieder eine Zeit lang ruhig verhielte, so ist doch durchaus nicht dafür einzustehen, daß diese Ruhe von langer Dauer seyn und daß ihr Haß und ihre Zornmüthigkeit nicht Veranlassung zu gewaltsamen Handlungen geben könne, für die sie, unter den vorwaltenden Umständen wohl schwerlich für zurechnungsfähig würde erklärt werden können.

H., den — Mai 1844. D. H.

§. 35.

Die krankhaften Gemüthszustände, welche in dem vorhergehenden §. betrachtet worden sind, zeichnen sich alle durch widernatürliche Aufregung im Charakter und Temperament aus; es giebt aber auch andere von entgegengesetzter Art, welche ebenfalls ihre Incubationsperiode haben. Es sind die, welche den Charakter der Melancholie annehmen: es wächst ein solcher melancholischer Zustand aus einem schon früher bestandenen melancholischen Temperament heraus, oder der entgegengesetzte Zustand, ein heiteres, fröhliches Temperament wandelt sich in ein melancholisches um, und zwar kann eine solche Umwandlung gleichfalls ohne Störung der Verstandesoperationen und ohne fixe Wahnvorstellung bestehen.

Es giebt Kranke dieser Classe, in deren Lebensverhältnissen sich durchaus keine Veranlassung zur Traurigkeit findet, ihre Vermögensumstände und amtlichen Verhältnisse sind in gehöriger Ordnung, sie sind glückliche Familienväter und Mütter, es lastet kein Verbrechen, keine Unredlichkeit auf ihrer Seele; es sind sonst keine Veranlassungen zu Sorgen und Bekümmerniß vorhanden, mit einem Worte, sie haben Ursache, mit ihrem Schicksal vollkommen zufrieden zu seyn, und doch versinken sie allmählig in jene traurige Gemüthsstimmung, die früher oder später zur Melancholie führt. Sie ziehen sich aus der menschlichen Gesellschaft zurück und suchen die Einsamkeit, sie werden gleichgültig gegen Gatten und Kinder, Bekannte und Freunde, finden keinen Gefallen mehr an ihren Lieblingsneigungen, halten sich unfähig zu ihren gewohnten Beschäftigungen, werden einsylbig und schweigsam, sie seufzen und stöhnen und bringen die Nächte schlaflos hin. Die Freuden des Lebens sind für sie dahin, das Leben selbst hat keinen Reiz mehr für sie, und eine innere Angst, von der sie sich keine Rechenschaft zu geben wissen, treibt sie zum Selbstmord. Einige von ihnen werden auf einmal religiös, sie beschäftigen sich ausschließlich mit der Lectüre der Bibel oder anderer Erbauungsschriften, oder beten inbrünstig zu Gott und suchen Trost und Erleichterung in der Kirche und bei Geistlichen.

Die Incubationsperiode ist bei diesem Gemüthszustande nicht weniger versteckt, als bei dem vorigen, und der melancholische Zustand muß erst eine gewisse Höhe erreicht haben, bevor er als krankhafter erkannt wird, ja, es ist sowohl bei dem Beginnen dieses, als des im vorigen §. geschilderten Zustandes oft nicht zu verkennen, daß manche Kranke, als wären sie darüber selbst betroffen und mit sich nicht im Reinen, sich mit einer eigenen Zurückhaltung und Verschlossenheit anderen

Menschen gegenüber benehmen und die Gefühle in ihrem Innern möglichst zu verbergen suchen.

§. 36.

Zuweilen nimmt auch diese Umwandlung des Gemüthszustandes in der Incubationsperiode den Schein an, als läge ihr ein heilsames Erwachen des innern Menschen, ein Zusichselbstkommen und eine gänzliche Sinnesänderung zum Grunde. Einen Fall der Art, in welchem, wenn auch nicht der Arzt, doch manche Freunde und Verwandte des Kranken eine solche moralische Erleuchtung und Umkehr zum Bessern annehmen zu müssen glaubten, habe ich selbst beobachtet.

Ein junger, verheiratheter, körperlich kräftiger Mann, ohngefähr 30 Jahre alt, cholerisch-sanguinischen Temperaments, nicht ohne geistige Anlagen, hatte durch seine bemittelten Eltern eine einfache, doch sorgfältige Erziehung genossen, war aber schon von Kindheit an, seines vorherrschenden Freiheitstriebes wegen, immer träge und unaufmerksam gewesen und hatte daher auch wenig gelernt, jedoch durch das Glück begünstigt und zu einer Beförderuug im Staate gelangt, sah er sich nun in den Stand gesetzt, eine Rolle in der Welt zu spielen. Er wurde eitel, anmaßlich, glaubte, wie man zu sagen pflegt, ein Haus machen zu müssen, umgab sich mit Dienern, hielt sich Equipage, ritt, jagte, spielte bei allen Gelegenheiten den vornehmen und nobeln Mann. Was Andere in Rücksicht auf ihre untergeordnete Stellung und auf ihre beschränkten Revenüen nicht zu thun wagten, unternahm er; nichts war ihm zu kostbar, zu theuer, um es anzukaufen; er machte Reisen, verschwendete sein Geld in nichtswürdigen Acquisitionen, gab Diners und Soupers und suchte sogar einmal seiner Eitelkeit darin zu schmeicheln, daß er einen Souverain zu Gaste lud. Er kannte keine Gefahr, war

10

verwegen, ritt und fuhr, daß den Leuten angst und bange wurde, gerieth leicht in Zorn, wo er seine Eitelkeit verletzt glaubte, war aber dabei gutmüthig, mitleidig und alle seine Umgebungen hatten es gut bei ihm. Ein Grundzug seines Charakters war Heiterkeit, allenthalben, wo er ging und stand, trieb er Possen und wo es galt, einen tollen Streich auszuführen, vergaß er selbst die seinem Stande und seiner Amtswürde nöthigen Rücksichten. Unermüdlich in dem Bestreben Andere zu erheitern und sich selbst zu amüsiren, sah man ihn nie einer ernsten Betrachtung hingegeben oder gar in einer traurigen Gemüthsstimmung. Dabei war er ein unausstehlicher Schwätzer, nie stand der Mund stille und es war für Jeden, der mit ihm zusammentraf, eine harte Probe, seine albernen, faden und trivialen Reden längere Zeit mit anhören zu müssen, ja, Mancher, der dieß that, oder das Extravagante und Bizarre in seinen Handlungen beobachtete, schüttelte wohl bedenklich den Kopf und meinte, es müsse mit ihm wohl nicht recht im oberen Stübchen bestellt seyn. Indessen galt er bis jetzt noch als sui compos. Aber bald wendete sich die Scene. Es konnte nicht fehlen, daß unser Held in Folge unüberlegter Ausgaben und Verschwendungen in Schulden und Geldverlegenheiten gerieth. Dem schrieb wenigstens das Publikum die nun folgende Umwandlung seines ganzen geistigen Wesens zu. Zuerst bemerkten seine Umgebungen und seine Bekannten, daß er weniger sprach, seine Heiterkeit verlor, sich von den Menschen zurückzog und zuweilen in ernste Betrachtungen versunken schien. Dieß dauerte indeß gar nicht lange, als ein förmlicher Anfall von Melancholie ausbrach. Aus dem lebenslustigen, heiteren, geschwätzigen Mann war ein trauriger, einsylbiger, tiefsinniger, verzweifelnder geworden. Ein wahres Bild des Jammers saß er da, weinte, rang Tag und Nacht die Hände, sah gen

Himmel, schreckte bei jedem Laut zusammen, verschmähte Speise nnd Trank, verkroch sich beim Eintritt bekannter Personen, konnte ohngeachtet alles Zuredens nicht aus seinem Zimmer gebracht werden, war gleichgültig gegen alle Liebkosungen seiner Frau und Kinder, schlief nicht, magerte ab und gewann nach mehreren Wochen ein wahrhaft geisterhaftes Ansehen. Längere Zeit hindurch war er aller Zusprache unzugänglich, sprach wenig, schien an Allem, was um ihn vorging, keinen Antheil zu nehmen und setzte allen Fragen über die plötzliche Umwandlung seines Gemüthszustandes ein hartnäckiges Schweigen entgegen. Späterhin aber machte sich die innere Zerrüttung seines Gemüths allmälig in Worten Luft. Er begann eine vollkommene Kritik seines ganzen vergangenen Lebens und legte eine völlige Beichte über alle von ihm begangenen Sünden und Verirrungen ab. Zuerst klagte er sich an, seine ganze schöne Jugend durch eigene Schuld verloren, und statt etwas zu lernen, seine Tage in Müßiggang und nichtswürdigen Tändeleien, Spielereien und Vergnügungen hingebracht zu haben. Nichts entging da seiner Erinnerung. Schulversäumnisse, Versuche seine Lehrer durch Schmeicheleien oder durch Unwahrheit zu hintergehen, untergeschobene Arbeiten u. s. w. Alles kam da zum freimüthigen Bekenntniß. Dann kam er auf sein späteres Leben, gestand, wie er nur durch Connexionen und Empfehlungen, wider Verdienst und Würdigkeit, zu Amt und Brod gekommen sey, wie ihm alle Fähigkeiten und Kenntnisse zur Verwaltung des ersteren abgehen; beleuchtete seine Eitelkeit und seine Bemühungen mehr zu scheinen, als er sey; beklagte seine Sucht zur Verschwendung, seine Großthuerei, seine Vergnügungssucht, sein aufbrausendes Wesen und seinen Mangel an Gottesfurcht; bedauerte seine brave Frau und seine Kinder, deren er nicht würdig sey, und die er durch seinen Leichtsinn und durch seine unüberlegten Handlungen in's Elend gestürzt habe. Er klagte sich an, durch seinen Leichtsinn und durch seine Unwissenheit und Nachlässigkeit alle die ihm übertragenen Amtsgeschäfte in Unordnung gebracht zu haben und konnte selbst nicht durch mündliche und schriftliche Zeugnisse seiner Vorgesetzten vom Gegentheil überführt werden.

Bis hierher war Alles in Ordnung und man bemerkte durchaus keine Spur, die eine wirkliche Verstandesverwirrung anzeigte. Man mußte Alles, was er sowohl über sein früheres verfehltes Leben, als über seine gegenwärtige Stellung zur Welt und den Menschen aussagte, unbedingt unterschreiben. Man mußte annehmen, daß er wirklich zur Einkehr in sich selbst und zu einer klaren Einsicht in alle seine früheren Verirrungen und Fehler gekommen sey; der Spiegel, in dem er sich erblickte, warf wirklich ein treues Bild seines ganzen bisherigen Lebens und Charakters zurück. Aber dabei blieb es nicht. Bald mischte sich die irre Vorstellung ein, daß er nächstens seiner vielfachen Fehler und seiner Nachlässigkeit in amtlichen Verhältnissen wegen zur Verantwortung gezogen und gefänglich eingezogen werden würde. Bei jedem Geräusch, bei jedem Fußtritte oder Klopfen an der Thüre wähnte er, jetzt würden Gerichtsdiener kommen, ihn wegführen, in Ketten legen u. s. w. Sein Zustand war der eines Verzweifelten und manche seiner Handlungen ließen fürchten, daß er mit Gedanken umging, sich selbst das Leben zu nehmen, so daß er unter steter strenger Beaufsichtigung gehalten werden mußte.

In diesem traurigen Gemüthszustande verharrte er über 1½ Jahr, dann wurde er allmälig zugänglicher, heiterer, bis er am Ende wieder ganz in seinen früheren exaltirten Zustand zurückfiel, wieder verschwenderisch, geschwätzig, aufbrausend, vergnügungssüchtig, eitel wurde, aufs Neue Schulden machte, sich durch allerlei Bizarrerien und alberne Streiche auszeichnete u. s. w., so daß er endlich unter gerichtliche Curatel gestellt werden mußte. In diesem Zustande blieb er wieder mehrere Jahre, bis wieder ein Anfall von Melancholie von Jahre-langer Dauer eintrat, der dann von Neuem in den exaltirten Zustand überging. Was dann weiter aus dem Kranken geworden ist, habe ich nicht erfahren, da ich ihn aus dem Gesicht verloren habe.

§. 37.

Dieser Fall ist aber nicht allein merkwürdig wegen der Aehnlichkeit der Uebergangsperiode in das melancholische Stadium mit einer plötzlichen Sinnesänderung, wie sie wohl auch bei einem durch die Umstände zur Umkehr gezwungenen und durch Gewissensvorwürfe zur Reue und Besserung bestimmten Menschen vorkommen kann, sondern auch durch die dem melancholischen Zustande vorhergehende Exaltation. Daß sie die Basis dieses Zustandes bildete und mit in den Kreis des pathologischen Prozesses gehörte, von dem der ganze Complex der Erscheinungen abhing, wird man wohl nicht läugnen wollen. Analoga davon finden sich in allen Irrenanstalten und Jessen *) beschreibt diese Form von Gemüthsstörung unter dem Namen: allgemeiner Wahnsinn ohne Verrücktheit (Monomanie sans délire ou raisonnante Esquirols) sehr naturgetreu in folgender Weise: „Krankhafte Steigerung des Selbstgefühls und Selbstvertrauens nebst einer übertriebenen Meinung von sich, Ueberschätzung der eigenen Talente, Fähigkeiten und Kräfte bilden ihre Grundlage; allgemeine Ueberspannung, Veränderlichkeit und Unordnung

*) Encyclop. Wörterbuch der med. Wissenschaften. Herausg. von den Professoren der med. Facultät zu Berlin. XXII. Bd. S. 415.

der Gefühle, mit ausschweifendem Benehmen, vorherrschende Eitelkeit und Selbstgefälligkeit mit der Sucht sich bemerklich zu machen und Aufsehen zu erregen, Unzufriedenheit mit dem Bestehenden, Umänderungs- und Verbesserungssucht, unruhige Thätigkeit, unstete Geschäftigkeit, Uebertreibungen aller Art, Geschwätzigkeit, Redseligkeit und Projectmachereien (Kaufen, Verkaufen, Verschenken, Bauen, Staatsverbesserungen u. s. w.) sind ihre gewöhnlichen und allgemeinen Symptome; allgemeine Exaltation der Gefühle oder ein allgemeines Außersichseyn des Gemüthes ohne selbständige und idiopathische Affection des Verstandes und Willens ihr wesentlicher Charakter. Die Unregelmäßigkeit, Unordnung und Umwandlung der Gefühle, der Neigungen und des Charakters, das Ausschweifen des Benehmens sind die hervorstechenden krankhaften Erscheinungen, und die nothwendig zugleich vorhandene Störung des Verstandes und Willens ist nur eine symptomatische und accessorische, ganz und gar an die exaltirten Gefühle gebunden und von ihnen abhängig. Die Gedanken und Triebe, die Reden und Handlungen sind zwar ebenfalls mehr oder weniger ausschweifend und übertrieben, den Verhältnissen und Umständen unangemessen; allein die Gedanken sind nicht an und für sich verkehrt, ungereimt, unsinnig, aberwitzig, die Triebe nicht an und für sich zwecklos und widersinnig, die Reden und Handlungen nicht verworren und unmotivirt, incohärent und inconsequent. Es fehlen die Symptome einer selbständigen und idiopathischen Affection des Verstandes und Willens, d. h. äußerliche (allgemeine) Verworrenheit und innerliche (partielle) Verkehrtheit der Ideen und Worte, der Triebe und Handlungen. So oft in einer Periode der Remission die Exaltation der Gefühle cessirt, und eine temporäre Gemüthsruhe sich einstellt, verschwinden auf der Stelle alle sonst bemerkten Unregelmäßigkeiten der Gedanken und

Triebe; der Kranke spricht, denkt, urtheilt und handelt durchaus verständig und besonnen, und zu allen Zeiten kann er verständig und zusammenhängend raisonniren, consequent und folgerichtig handeln, sein exaltirtes Benehmen und sein thörigtes Thun und Treiben durch Anführung scheinbarer Gründe beschönigen, entschuldigen oder rechtfertigen."

Wer erkennt nicht in dieser Schilderung das Bild meines Kranken wieder? und doch wurde dieser Kranke, bevor er in jenen melancholischen Zustand verfiel, im Allgemeinen für geistesgesund gehalten, wenn auch Einige ihre Zweifel über seinen exaltirten und unregelmäßigen Gemüthszustand nicht verhehlen konnten. Er verheirathete sich in jener Zeit, stand Jahre lang in Amt und Würde, erfreute sich des Umgangs der angesehensten Personen seines Wohnorts, schloß Verträge u. s. w., ohne daß es Jemand eingefallen wäre, seine rechtliche Competenz irgendwie in Anspruch zu nehmen.

Wir sehen auch hier wieder, wie schmal die Linie ist, die den gesunden Seelenzustand von dem kranken trennt, wie unter begünstigenden Umständen der eine in den andern übergeht. Denn offenbar bildete sich hier der letztere, neben einer angeborenen Disposition, aus einer zu großen Nachgiekeit, Fahrlässigkeit, Mangel an Selbstprüfung, Begünstigung durch äußere glückliche Umstände, bei Mangel eigener Tüchtigkeit und eigener Anstrengung, Selbstüberschätzung und dissoluter Lebensweise heraus. Die leidenschaftliche Steigerung und Exaltation der Gefühle und der Einbildungskraft bei Mangel an hinreichender Verstandesthätigkeit und Willenskraft, führte allmälig zur krankhaften Exaltation und durch diese zur Depression. Sie hätte ebenso gut zu einer andern Form von Seelenstörung, z. B. in Folge des heftigen und ausbrausenden Charakters des Kranken, zur krankhaften Zornmüthigkeit und zum Verbrechen führen können, und wer weiß, was dann das Schicksal desselben gewesen seyn würde, da die eigentlichen Zeichen der Verstandesverwirrung fehlten. Eben so wenig dachte man daran, ihn, bevor jener exaltirte Zustand noch in Melancholie übergegangen war, wegen seiner Neigung zur Verschwendung, unter gerichtliche Curatel zu setzen, so nöthig es auch seiner Familie wegen gewesen wäre; nach Vollendung seines melancholischen Zustandes zweifelte aber Niemand mehr daran, daß auch der exaltirte kein gesundheitsgemäßer sey.

§. 38.

So wie den Krankheiten der Gemüthsseite des Menschen eine solche Incubationsperiode vorausgeht, so ist es aber auch bei den übrigen Seelenkräften der Fall.

Zuerst kommen hier die geistigen Temperamente in Betracht. Sie sind nicht selten die Basis, auf welche sich die Krankheiten der Verstandesseite stützen, die letzteren sind gleichsam ihre Fortsetzung, sie sind die ersten Glieder, an die sich der nun folgende krankhafte Prozeß anschließt, und durch welche er häufig seinen Charakter und seine Färbung erhält. „Starke Menschen, sagt Pinel, und mit schwarzen Haaren, solche, die in kraftvollem Alter und für heftige und ungestüme Leidenschafteu empfänglich sind, scheinen ihren Charakter auch in ihren Anfällen beizubehalten, und verfallen manchmal in eine Wuth und Heftigkeit, die an Raserei gränzt. Man beobachtet seltener diese Extreme in den Anfällen bei Personen mit kastanienbraunen Haaren und einem sanften und gemäßigten Charakter. Die Aeußerungen ihres Wahnsinns entwickeln sich nur mit Mäßiguug und Zurückhaltuug. Nichts ist gewöhnlicher, als daß Menschen mit blonden Haaren eher in eine Art von sanfter Träumerei, als in Aufwallungen der Wuth verfallen, welche erstere oft in eine blödsinnige unheilbare Imbecillität übergeht." — „Kräftige Constitutionen, sagt Heinroth, lebhafte Temperamente und leicht reizbare und empfängliche Subjecte werden mehr zu solchen Krankheitsformen geneigt seyn, die plötzliche und heftige Ausbrüche zu ihrem Charakter haben; schwächliche hingegen, und solche, bei denen schon körperliche Anlage vorhanden ist, und denen ein weniger bewegliches Temperameut zu Theil geworden, werden mehr zu solchen Krankheitsformen hinneigen, die sich langsam entwickeln, und weniger häufig in ihrer Erscheinungsweise sind. Da hingegen, wo Temperament, Gemüthsneigungen, Geistesstimmungen den Wechsel der inneren Zustände begünstigen, werden wir mehr die proteusartigen Formen psychischer Krankheiten hervorgehen sehen." *)

Auch die somatische Seite bildet demnach und insofern sie an der Bildung des Temperaments ihren Antheil nimmt, gleichfalls ein Moment bei der Prädisposition dieser psychischen Krankheiten, so wie denn überhaupt daran nicht zu zweifeln ist, daß der Parallelismus, der zwischen körperlicher Bildung und geistigen Fähigkeiten besteht, weiter reicht, als er bis jetzt schon in den verkümmerten Bildungen der Idioten und Cretinen anerkannt ist. Wollen wir auch ganz absehen von Gall's zum Theil vagen und bis jetzt noch sehr geringe Ausbeute liefernden Beobachtungen und Behauptungen über diesen Gegenstand, so lassen doch die neueren geistreichen Untersuchungen von Carus keinen Zweifel über das Bestehen eines solchen Parallelismus übrig, und es dürfte leicht geschehen, daß man künftig bei fortgesetztem tieferem Studium zu der Fertigkeit gelangte, an dem körperlichen

*) Friedreich, allgem. Diagnost. der psych. Krankh. 2. Aufl. S. 106.

Organismus der Irren und instinctiven Verbrecher (wie ich sie nennen möchte) die angeborene Anlage zu ihren anomalen Seelenzuständen ebenso nachzuweisen, wie man sie jetzt für andere pathologische Zustände nachzuweisen vermag. In der That, die geistige Suprematie, wie sie sich in dem Kopf eines Göthe, Schiller, Napoleon schon in der äußeren Form ausspricht, kann kein isolirtes Factum seyn und es müssen sich bei schärferem Zusehen auch zu anderen geistigen und gemüthlichen Vorzügen und Mängeln die verwandten Merkmale finden.

§. 39.

Schon Esquirol *) macht die Bemerkung, daß fast alle Irre schon vor ihrer Krankheit Veränderungen in ihren Verrichtungen an sich wahrnehmen lassen, die auf Jahre, ja, bis in die Kindheit zurückgehen. Einige waren mit einer großen Activität der Seelenthätigkeiten begabt, waren das Spiel heftiger, gewaltsamer Leidenschaften gewesen; Andere waren bizarr in ihren Vorstellnngen, in ihren Neigungen und Handlungen gewesen; wieder Andere waren, durch eine zügellose Einbildungskraft hingerissen, unfähig zu anhaltenden Studien; Andere widersetzlich bis zum Uebermaß, bewegten sich nur in einem sehr engen Kreise von Ideen und Gefühlen, während noch Andere sich durch Furchtsamkeit, Unentschlossenheit und Gleichgültigkeit auszeichneten. Nicht selten haben dergleichen geistige und gemüthliche Anomalien ihren ersten Keim in krankhaften besonders aber chronischen Körperzuständen in der ersten Kindheit. Die Nachgiebigkeit, die manche Eltern ihren kranken Kindern angedeihen lassen, übersteigt

---

*) Des maladies mentales. Tome I. S. 76.

oft alle Gränzen und erzeugt einen Grad von Eigensinn, Leidenschaftlichkeit, Begehrlichkeit, Herrschsucht, Widersetzlichkeit und Bizarrerie, der nur zu sehr geeignet ist, dereinst der Boden eines psychisch kranken Zustandes zu werden. Der enge Kreis der Ideen, Gefühle und Neigungen, wie ihn das Krankenbette erzeugt, ist ein so abgeschlossener und begünstigt so wenig das Eindringen von Einflüssen, welche das Erwachen edler Gefühle und Neigungen zur Folge haben könnten, daß nur ein sehr kräftiger Geist sich daraus wieder herauszuwinden vermag, und daß nicht selten Spuren und Ausläufer davon zurückbleiben, die das folgende Leben nicht wieder verwischen kann. Könnten wir bis zu diesen Lebensanfängen zurückgehen, wir würden da die Quellen mancher Seelenstörungen und mancher Verbrechen finden, die uns später, wo wir den Menschen, gleichsam in seinem fertigen Zustande sehen, und nur nach den Einflüssen der nächsten Vergangenheit beurtheilen, entgehen. Kennt sie doch der Mensch in den wenigsten Fällen selbst.

Aber auch ohne vorausgegangene Krankheiten können böse Neigungen und Gewohnheiten, wenn sie nicht frühe genug von den Eltern und Erziehern überwacht werden, in den Kinderjahren zu einer Höhe emporwachsen, daß sie jede edle Regung ersticken und zu Quellen nachfolgender Seelenstörungen werden. Ein merkwürdiges Beispiel dieser Art erzählt Marc: *)

Ein achtjähriges Mädchen, das einzige Kind seiner Eltern war bisher von seiner Großmutter erzogen worden. Als es die Mntter von da zurücknahm, bemerkte sie an ihm nicht allein eine große Gleichgültigkeit gegen Vater und Mutter,

*) De la folie. Tome I. S. 97.

sondern auch eine ungewöhnliche Traurigkeit und ungewöhnliche Abnahme. Aufmerksam gemacht von einer Bekannten, die das Kind gesehen hatte, fand sie zu ihrem Schrecken, daß das Kind Onanie treibe und dieses Laster besonders in Gesellschaft von Knaben gelernt hatte. Aerzte wurden zu Rathe gezogen, Messen gelesen, das Kind mit Liebkosungen und Geschenken von schönen Kleidern u. s. w. überhäuft, aber Alles vergebens, es blieb nicht allein standhaft bei seiner schlimmen Gewohnheit, sondern sprach auch unumwunden den Wunsch aus, sich nur mit Knaben amüsiren zu wollen. Als die Mutter in Folge einer Krankheit die Haare verlor und man es darauf aufmerksam machte, daß dieses nur in Folge des Kummers über sein unfolgsames Betragen geschehen, freute es sich darüber, und wünschte nicht allein, daß seine Mutter sterben möge, sondern sprach auch unverholen die Absicht aus, Vater und Mutter zu tödten. Alle Drohungen, ja selbst körperliche Züchtignngen blieben umsonst, und selbst in einem Verhör, das es vor dem Polizeicommissair des Distrikts bestehen mußte, blieb es hartnäckig auf seinem Vorsatz, seine Eltern tödten und ihnen den Hals abschneiden zu wollen, um sich ihrer Habseligkeiten zu bemächtigen und seiner Neigung zu dem männlichen Geschlecht fröhnen zu können. Ihrem Vater gestand sie einst, es würde besser seyn, ihr den Hals abzuschneiden, als sie zu schlagen, denn sie werde doch ihre Gesinnung nicht ändern. Des Nachts mußte man das Kind einschließen, aus Furcht, es werde seinen schrecklichen Vorsatz ausführen. Später in ein Kloster gebracht, schien es zwar seine eigenthümliche Monomanie, aber nicht seinen Hang zur Selbstbefleckung aufgegeben zu haben.

§. 40.

So kann aber auch die Erziehung die Veranlassung

werden, daß andere Seelenkräfte eine falsche Richtung nehmen. Die frühzeitige Anstrengung des Verstandes, wie sie unsere heutige Erziehung mit sich bringt, die unmäßigen Anforderungen, wie sie ohne Unterschied und ohne Berücksichtigung der individuellen Fähigkeiten an das Gedächtniß und die Urtheilskraft der Jugend gestellt werden, haben nicht allein eine Verkümmerung anderer, nicht weniger der Ausbildung würdiger Seiten des geistigen Lebens, namentlich der sinnlichen Anschauung, der Erfindung- und Entdeckungskraft und der Gefühle zur Folge, sondern sind gewiß auch geeignet den Grund zu manchen Seelenstörungen im späteren Leben zu legen. Umgekehrt kann aber auch Vernachlässigung der Verstandesbildung, Einimpfung falscher Begriffe und Irrthümer, Aberglaube u. s. w. dieselbe Folge haben. Von dem nachtheiligen Einfluß des letzteren möge folgender selbst erlebter Fall ein Beispiel liefern: Ein körperlich ganz gesunder kräftiger Bauersmann hatte längere Zeit mit einem Mädchen in einem Liebesverhältniß gelebt, später aber dieses aufgegeben, und sich mit einem anderen Mädchen verheirathet, mit der er ungefähr ein Jahr lang in vergnügter Ehe lebte. Seine frühere Geliebte war inzwischen von dem Orte, an dem sie zusammen gelebt hatten, weggezogen und bei einer eine Stunde davon entfernt lebenden adlichen Dame Köchin geworden. Da taucht mit einemmale in dem Kopfe des jungen Bauern der fixe Wahn auf, seine frühere Geliebte habe ihn behext und könne mit ihm machen, was ihr beliebe. Oft ließ er das Arbeitszeug oder den Löffel, den er so eben zum Munde führen wollte, aus der Hand fallen, oder lief schnell in den Stall, auf das Feld u. s. w., indem er vorgab, Dieses oder Jenes thun oder unterlassen zu müssen, weil es die Hexe drüben auf dem Schlosse so gebiete. Alles Zureden von Seiten seiner Frau und seiner Bekannten half nichts.

Endlich bemächtigte sich seiner eine unbezwingliche Wuth gegen die vermeinte Hexe; er sprach es ohne Rückhalt aus, sie müsse von seiner Hand sterben, denn ohne ihren Tod könne er nimmermehr Ruhe auf dieser Erde finden. Mehreremale lauerte er ihr auf, um seinen Vorsatz auszuführen, glücklicherweise mißlangen aber diese Versuche; als er aber einmal die gnädige Gebieterin der Hexe mit harten Worten und Drohungen anfiel, weil er sie mit dieser im Einverständniß wähnte, wurde er der Landesirrenanstalt übergeben. Hier angekommen, trieb er es ganz in seiner alten Weise, verließ plötzlich die Arbeit, rannte während des gemeinschaftlichen Essens davon u. s. w. immer vorgebend, die Hexe wolle es so haben. Da ich an dem Manne durchaus kein Symptom eines körperlichen Leidens entdecken konnte, versuchte ich es, wie weit ich mit einer blos psychischen Behandlung kommen würde. Zu dem Ende gab ich meinen Wärtern die strenge Ordre, sich nie mit ihm in ein Gespräch über seine Hexenangelegenheit einzulassen und wenn er davon zu sprechen anfange, ihm sogleich den Rücken zuzukehren und ihm zu sagen, davon zu sprechen sey verboten. Ferner wies ich sie an, im Fall er die Arbeit verließe oder sonst etwas auf Einwirkung der Hexe thun zu müssen vorgebe, ihn liebreich zur Ordnung zu verweisen, im Weigerungsfalle aber ihn sogleich in eine dunkele Kammer abzuführen und da so lange einzuschließen, bis er verspreche, Folge zu leisten. Mehreremale ließ er sich einschließen, dann fing er an folgsam zu werden, und nicht lange nachher unterließ er es auch von seiner Hexenangelegenheit zu sprechen. Nach Verlauf eines Jahres rief er mich einmal verschämt bei Seite und sagte mir, er wisse jetzt recht gut, weßhalb man ihn hierher gebracht und welche Zwecke meine Befehle gehabt hätten. Er könne mich versichern, er sey vollkommen von seinem Wahnsinn geheilt und bitte mich, ihn zu entlassen. Und er wurde geheilt entlassen.

§. 41.

Unter den verschiedenen Seelenkräften scheint die Einbildungskraft, wenn sie die Herrschaft über die übrigen an sich reißt und sich zur dominirenden Macht in dem Menschen aufwirft, vorzüglich leicht zum Wahnsinn zu führen. Dieß beweisen nicht allein die vielen Beispiele von religiösen Schwärmern, welche dieser Krankheit verfielen, sondern die einer nicht unbeträchtlichen Zahl zum Theil ausgezeichneter Dichter der älteren und neueren Zeit. Ich erinnere hier nur an einen Ephraim Moses Kuh, einen Wezel, welcher sein Unglück den Leipziger Buchhändlern zuschrieb und im ungemessenen Stolze auf seine Manuscripte das tolle Wort: opera dei Wezelii schrieb, an einen Lenz, den genialen Jugendfreund Göthe's, der in Moskau bei einem Schuster starb, an den tiefsinnigen Hölderlin und den vortrefflichen Lenau.

Auch dürften wohl diejenigeu Dichter hier anzuführen seyn, die sich aus Schwermuth selbst das Leben nahmen, namentlich: v. Sonnenberg, Heinrich v. Kleist, Leßmann der Novellist, welcher sich zwischen Leipzig und Wittenberg in einem Anfalle von Schwermuth an einem Baum erhängte, in neuerer Zeit noch Enk von der Burg, der Mönch, Dichter und Aesthetiker, der sich in den Wellen der Donau von seinen inneren Bedrängnissen erlöste; Alexander Fischer aus Petersburg, der Dichter des Trauerspiels Masaniello; Theodor v. Haupt in Paris, der sich erschoß; Ferdinand Raimund in Wien, der treffliche Komiker und Lustspieldichter; ferner unter den Frauen Luise

Brachmann, Fräulein v. Günderode und Charlotte Stieglitz.*)

Bei manchen Dichtern, wie z. B. bei Byron geht ein Zug von Wehmuth und Misanthropie durch ihr ganzes Leben, und die himmlische Gabe des Gesangs, mit dem sie die Gottheit beliehen, scheint mehr das Glück anderer Menschen, als ihr eigenes zu begründen. Sie reiben sich in dem Streben nach höheren Idealen auf, für die ihnen die wirkliche Welt keinen Ersatz bietet. Die einseitige Richtung, welche ihre Einbildungskraft nimmt, wird zur krankhaften, insofern sie nicht im Leben selbst und in der Beschäftigung anderer Seelenkräfte ein sicheres Gegengewicht findet. Sie überschreitet die Gränze, die ihr in der Harmonie der Seelenkräfte angewiesen ist, gleich einem hypertrophisch gewordenen Organ des Körpers. Wohlweislich haben daher unsere größten Dichter Göthe, Schiller, Uhland, Rückert u. A. neben der Favorit-Sultanin ihres Harems, der Dichtkunst, sich noch andere zu ihrem Dienste zugezogen, wie z. B. Naturkunde, schöne Künste, Geschichte, Sprachenkunde u. s. w., um so, ermüdet von der einen, in den Armen der anderen auszuruhen. Aber auch andere Seelenkräfte, einseitig und im Uebermaße zur Thätigkeit angetrieben, führen nicht selten zum Wahnsinn. Wir haben Beispiele von Mathematikern und Philosophen, die über der versuchten Lösung schwieriger Probleme, z. B. des Perpetuum mobile, der Quadratur des Zirkels u. s. w. in Seelenstörung verfallen sind, und manche unter uns werden sich noch erinnern, daß zur Zeit, als noch die Kant'sche und Fichte'sche Philosophie an der Tagesordnung war, mehrere junge Männer der Anstrengung, mit

*) Beilage zur allgem. Zeitung. No. 3. Jahrg. 1845.

der sie sich jenen Systemen hingaben, ihre Seelengesundheit zum Opfer brachten. Einer meiner Freunde, Stadtgerichtsassessor Einsiedel in Erlangen, ein liebenswürdiger und in jeder Beziehung vortrefflicher Mensch, hatte sich dem Studium dieser Philosophie in einem Grade hingegeben, daß dadurch nicht allein sehr bald seine heitere Laune und seine Seelenruhe verloren ging, sondern, daß man auch bei näherer Beobachtung an eine bevorstehende Geisteszerrüttung glauben mußte. Wenig Theil nehmend an den Ereignissen, die um und neben ihm vorgingen, schien er nur in den Gedanken an seine philosophischen Forschungen verloren und nur dann schien er zu erwachen und sein Auge umgab sich mit einem eigenthümlichen Glanze, wenn einer seiner Freunde die Unterhaltung auf ein diesen Forschungen verwandtes Thema leitete. In der damaligen Zeit (1807) edirte er eine kleine Schrift unter dem Titel: Das Absolute.*) Schärfe des

---

*) Ihr Inhalt ist zu charakteristisch für seinen Geisteszustand, als daß ich nicht daraus wenigstens die ersten drei Sätze des ersten Abschnittes hier mitzutheilen mir erlauben sollte:

I.

„Im Nichtseyn ist alles Seyn unmöglich und aufgehoben: es entspricht daher dem Nichtseyn kein Ist, es giebt kein Nichtseyn.

Nichtseyn, als Gegensatz des Seyns, könnte, um in ihm selbst wahr zu seyn, keine andere Tendenz haben als die nicht zu seyn. Da aber im Nichtseyn alles ist, und sonach auch Tendenz, als ein Etwas was da ist, nicht ist, so ist das Nichtseyn durchaus kein seyendes, es vermag sich nicht im Nichtseyn zu verkündigen, es vermag nicht auszusprechen,

daß es nicht sey,

sondern ermangelnd alles Seyns und dessen Verlautbarung, ist ihm auch kein Seyn des Nichtseyns, es ist nicht.

Denkens und Consequenz ist gewiß dem Verfasser nicht abzusprechen, allein man gewahrt leicht, daß er sich in eine

---

II.

Daraus, daß ein Nichts nicht zu existiren vermag, folgt noch nicht die Nothwendigkeit eines Seyens.

Aus dem Grunde,

daß ein Nichts nicht existirt,

folgt noch keinesweges,

daß nunmehr ein Seyn existiren müsse, daß ein Seyn deßhalb statt haben müsse, weil ein Nichts nicht statt hat.

Denn wäre dieses, so wäre auch zugleich das Nichtseyn des Nichtseyns zur Ursache erhoben,

daß ein Seyn sey;

dieses ist aber durchaus unmöglich, weil das, was nicht ist, unmöglich den Grund und die Ursache abgeben kann, daß irgend Etwas sey. Zwar ist es wohl richtig,

daß eben das Existiren des Seyns das Seyn selbst begründet, daß eben ein Seyn statt hat, weil es existirt, und daß ein Nichtseyn nicht statt hat, weil es nicht existirt;

dessen ungeachtet aber folgt nicht,

daß weil ein Nichtseyn nicht ist, Etwas seyn müsse, was ist, weil, wenn überhaupt kein Seyn wäre, das Nichtseyn des Nichtseyns nimmermehr den Grund und die Bestimmung enthalten könnte, daß Etwas seyn müsse.

III.

Wenn ein Seyn möglich seyn soll, so muß ein Seyn möglich seyn.

Wenn ein Seyn unmöglich ist, wenn ein Seyn zu seyn nicht vermag, so folgt wohl sehr natürlich,

daß alles Seyn = 0 seyn müsse, daß ein Seyn nicht existiren könne, weil eben seine Existenz unmöglich ist, weil es nicht existiren kann.

Damit also ein Seyn möglich seyn, damit es existiren könne, so muß die Möglichkeit des Seyns vorhanden seyn, es muß existiren können, um eben hierdurch ein Seyn wahr zu machen, um die Unmöglichkeit der Existenz aufzuheben."

In diesem Tone geht es fort durch das ganze Buch.

Region verstiegen hat, in der dem Menschen überhaupt nicht klar zu schauen vergönnt ist. Er wollte weiter segeln, dahin

„— wo kein Hauch mehr weht,
Und der Markstein der Schöpfung steht,"

allein plötzlich kehrten sich die Pole um; das Licht, das er mit aller Anstrengung seines Geistes zu erreichen strebte, wandelte sich in Dunkel; er wurde wahnsinnig und starb einige Jahre darauf im Irrenhause zu Baireuth.

Es ist gewiß, daß die Entstehung seines Irreseyns lediglich der einseitigen Richtung seines Geistes gegen jene abstracten Gegenstände, wobei ihm alle Wirklichkeit unter den Füßen wegschwand, zuzuschreiben war, denn andere veranlassende Ursachen ließen sich nicht auffinden, und ich bin überzeugt, daß die Zeit, in der er jene Schrift verfaßte, schon die Incubationsperiode des Wahnsinns war.

Wie leicht ein solcher Zustand verkannt werden, und von welchen Folgen ein solches Verkennen begleitet seyn kann, lehrt folgende Schilderung des bekannten Staatsmannes v. Tzschoppe, wie sie uns Gutzkow giebt: *) „Sonderbare Umkehr der Zeiten! Vor einigen Jahren wurde dieser rührige Staatsdiener von dem jetzigen Könige pensionirt und ist seitdem, wie alle Zeitungen berichten, im Zustande einer völligen Geistesauflösung verstorben. Noch mehr, man macht keiner Zeitschrift mehr ein Verbrechen daraus, wenn sie die vertrauliche Mittheilung bringt, daß Herr v. Tzschoppe schon vor Jahren, als er noch in voller Amtsthätigkeit wirkte, bedenkliche Spuren von Wahnsinn zeigte. Wir benutzen diesen erfreulichen Fortschritt des freien Worts und theilen einige Erinnerungen an diesen Staatsdiener mit, die wir leider

*) Allgemeine Zeitung. No. 305. Jahrg. 1842.

nur aus eigener bitterer Erfahrung schöpfen können. Die Umstände machten es mir zur unumgänglichen Bedingung, dem Chef des gesammten allgemein literarischen Verdächtigungswesens persönlich aufzuwarten. Blutige Thränen weinte mein innerster Mensch.... Ich mußte Herrn v. Tzschoppe zweimal sehen. Es ist dieß jetzt sechs Jahre her. Das zweitemal stand er auf dem Zenith seines Glücks und war schon im Sinken begriffen. Es war dieß kurz vor dem Tode Friedrich Wilhelms III. Herr v. Tzschoppe war ein kleiner, noch jugendlicher Mann, Blondkopf mit angenehmen Aeußern. Er sprach viel und lebhaft. Sein Dialekt gehörte der schlesisch-sächsischen Mischung an, er sprach, wie man in der Niederlausitz spricht, mehr singend als sprechend. Weit entfernt die Gegenstände zu berühren, wegen deren man ihn besuchte, sprang er auf hundert entfernt liegende Dinge über. Statt mich über die Bedrängnisse, die man meiner literarischen Thätigkeit setzte, zu beruhigen, sprach er von Norwegen und den Romanen Henrich Steffens, die ihm entschieden mißfielen. Von Steffens sprang er auf Bernadotte, von Bernadotte auf den Bremer Wallfischfang über, und entließ mich mit dem Gefühl, mich in dieser Art von einem höchst geistreichen, schlauen und durchtriebenen Kopf mystificirt zu sehen. Der Erfolg bewies aber, daß Das, was ich für Klugheit gehalten hatte, schon die bedrohlichen Anfänge einer völligen Geistesschwäche waren. Beim zweiten Besuch (vor 2 Jahren) hätt' ich seine Krankheit voraus sagen können. Herr von Tzschoppe schien mir liebenswürdiger geworden, aber es ist schlimm, wenn man erst wahnsinnig werden muß, um erträglich zu erscheinen. Statt mit mir über die fortgesetzten Bedrückungen der Presse zu reden, führte mich Herr von Tzschoppe in seine Bibliothek, zog eine hebräische Bibel hervor, und sagte: „Sie müssen mir das Zeugniß geben, daß ich gebildet bin, denn ich kann sogar hebräisch!" Dabei bestieg er eine Leiter und kletterte an einem Bücherschrank hinauf, aus welchem er ein altes Heft vergilbter Papiere holte, die er mir mit großer Emphase und den Worten überreichte: „Sehen Sie da, hier haben Sie meine hebräischen Präparationen." Nicht genug, mich auf so komische Art mit den Anfängen seiner Bildung bekannt gemacht zu haben, rühmte er die Gelehrsamkeit seines Vaters, eines Senators in der Lausitzischen Stadt Görlitz, und zeigte mir eine zahllose Menge von Handschriften, die sich alle auf die Geschichte von Görlitz bezogen. Der arme schon schwache Mann hatte die Absicht, Geschichtschreiber von Görlitz zu werden. Kaum hatte er diesen Gegenstand erschöpft, so trieb ihn eine ängstliche Hast, wieder in ein anderes Gebiet der Mittheilung überzuspringen. Er führte mich von Schrank zu Schrank, um mir seine kostbaren Ausgaben alter Classiker zu zeigen. Besonders verweilte er bei Glossarien, Wörterbüchern, großen Sammelwerken und knüpfte an jeden dieser Folianten die curiosesten Details aus seiner Studienzeit. Endlich schien ihn wieder ein Vernichtungsgedanke zu überkommen. Es fiel ihm seine inquisitorische Stellung ein, und mit einer Miene, die mir Angst machte, fragte er: „Wissen Sie, wie Alba ausgesehen hat?" Man erfuhr, daß Alba sein Held war. Er stieg wieder die Leiter hinauf und holte mir einen alten Holzschnitt, der sehr getreu das bekannte Portrait des niederländischen Würgers wiedergab. „Welche Größe in diesen Zügen." Herr v. Tzschoppe verlor sich in die tiefste und andächtigste Betrachtung seines historisch-politischen Ideals. Endlich, um mir noch zum Schluß einen Begriff von seiner großen Allmacht zu geben, zeigte er auf eine geschlossene Mappe, die so eben ein Kanzleibote gebracht hatte; „Wissen Sie, was hierin enthalten ist?" Schon ganz erschöpft von dieser sonderbarsten aller Audienzen, schwieg ich mit leidender Erwartuug. Der neue Bücher-Alba öffnete und zeigte mir eine Liste aller der Personen, die den Abend vorher unentgeltlich im königlichen Theater gewesen waren. Obgleich die Liste wohl nur zur finanziellen Controle angefertigt war, so wehte es mich doch ganz schauerlich und geheimpolizeilich an. Mit der charakteristischen Bemerkung: „Ich war es, der Professor Raupach als Theaterdichter angestellt hat!“ entließ mich Herr v. Tzschoppe. Ich wußte nicht, was diese Bemerkung sollte, verstand die ganze Audienz nicht und war innerlich so vernichtet und gekränkt, daß ich nach dieser verkehrten, lieblosen Unterhaltung über den Lauf der Welt, über Erdenloos und Menschenschicksal, über mein eigenes Daseyn, über Himmel und Erde hätte weinen mögen. — Ich theile diese Charakterzüge nicht der bloßen Curiosität wegen mit. Ich frage: wie war es möglich, einen Mann, der so unverkennbare Spuren des Wahnwitzes schon damals verrieth, über das geistige Leben und den geistigen Tod von Dichtern und Publicisten entscheiden zu lassen? Ich frage: da zwei Dinge entschieden sind, einmal der Wahnsinn dieses armen Mannes und zweitens die unumschränkte Herrschaft, die er zehn Jahre lang über die preußische Preßgesetzgebung ausübte, ich frage: ob diejenigen Autoren, die durch Herrn v. Tzschoppe gekränkt wurden, nicht die gerechtesten Ansprüche auf eine ehrenvolle Genugthuung haben....“

Wer möchte bezweifeln, daß dergleichen Fälle öfter in der menschlichen Gesellschaft vorkommen, ohne daß sie von den im Gebiete der Seelenkunde Unerfahrenen bemerkt werden. Schon Pinel macht darauf aufmerksam, daß die ersten Spuren des Wahnsinus, wovon sich die ausgeprägten Fälle in den Irrenanstalten finden, in den verschiedenen Kreisen der menschlichen Gesellschaft vorkommen. Er führt dabei das

Beispiel eines vornehmen Mannes an, der, in den Vorurtheilen seiner Kaste auferzogen, Alles in seinem Hause in Aufruhr brachte, seine Freunde und Diener quälte, bald vom Hofe, bald von seiner Perrücke oder von seinen Gärten und Pferden sprach, Niemand zu Wort kommen ließ, und so unaufhaltsam dem Wahnsinn zueilte.

§. 42.

Wie selbst Aerzte zuweilen durch das vernünftige Raisonnement des Kranken in lichten Momenten oder bei Unterhaltungen, in denen seine irren Vorstellungen nicht berührt werden, getäuscht werden können, davon hat uns Haslam*) einen merkwürdigen Fall aufgezeichnet.

Der Kranke war ein Bewohner des Bedlamhospitals, Namens Matthews, der im Jahre 1797 zufolge eines richterlichen Erkenntnisses in dieses Hospital aufgenommen ward, obgleich seine Verwandten, wie es scheint, der Kosten wegen, dieser Aufnahme entgegen waren. Im Jahre 1798 wurde der Kranke in die Abtheilung der Unheilbaren versetzt. Dort blieb er mehrere Jahre, sich bald für das Automat gewisser, auf ihn einwirkenden Personen, bald für den Weltkaiser haltend. Im Jahre 1809 trugen die Verwandten in Verbindung mit ihren Kirchen- und Gemeindevorstehern auf seine Entlassung an, weil er, wie sie behaupteten, völlig vernünftig sey, sie veranlaßten zugleich zwei Londoner Aerzte: Dr. H. Clutterbuck und Dr. G. Birkback, seinen Seelenzustand näher zu prüfen. Diese besuchten den Matthews viermal, wobei der Arzt des Hospitals, Dr. Munro, einmal zugegen war. Nachdem sie an dem Manne nichts bemerkt,

*) Nasse, Zeitschrift für psych. Aerzte. I. Bd. S. 142.

was den längeren Aufenthalt desselben in dem Hospital hätte nothwendig machen können, gaben sie vor der King's-Bench das durch einen Eid erhärtete Zeugniß ab, Herr Matthews sey bei völlig gesunden Geisteskräften. Sie erwähnen in ihrer vor Gericht aufgenommenen Aussage, der Dr. Munro sey zwar bei ihrer Rücksprache mit ihm anderer Meinung gewesen; er habe erklärt, ein gewisses Gefühl, auf das er sich verlassen könne, sage ihm, daß der Mann verrückt oder so etwas Aehnliches sey; er habe besonders den Umstand, daß derselbe seine Genesung von einem bei ihm vorhanden gewesenen Wahnsinn weder anerkennen, noch für die in dem Hospital genossenen Wohlthaten, die darin herkömmliche Dankbezeugung habe abstatten wollen, so wie die unverminderte Abneigung desselben gegen den Arzt und den Apotheker des Hauses für seine Ansicht angeführt; dieß aber sey nach ihrer Meinung nicht hinreichend, um deßhalb den Mann für verrückt zu halten. Die Verwandten trugen nun gerichtlich auf die Entlassung an. Da jedoch alle ärztlichen Personen des Hauses aus einer mehrjährigen Beobachtung des Kranken, fest von der Verrücktheit desselben überzeugt waren, so ward die Sache vor die Commission von Aerzten gebracht, welche von der Regierung zur Untersuchung irrer Kranken in Privathäusern bestellt ist, und zu der die Doctoren L. Pepys, R. D. Willis, S. F. Simons, R. Budd, H. Ainsley, H. Haworth, W. Lambe und R. Powell gehörten. Nachdem diese Commission eine lange Prüfung mit dem Matthews angestellt, gab sie nun vor der King's-Bench das ebenfalls eidlich erhärtete Zeugniß ab, der Mensch sey im hohen Grade verrückt (in a most deranged state of intellect) und durchaus nicht zur Freilassung geeignet. Und dabei blieb die Sache. — Es ergab sich, daß der Kranke an dem fixen Wahn litt, daß eine Bande böser Menschen von einem Zimmer in der Nähe der Stadtmauer von London aus, durch magnetische Strömungen auf mancherlei Weise auf ihn einwirke u. s. w."

Dr. Munro hatte in diesem Falle sehr richtig geschlossen, der Kranke müsse geisteskrank seyn, weil er nicht anerkennen wollte, daß er dieß gewesen, und weil er immer noch auf seiner Abneigung gegen Arzt und Apotheker beharrte, ohngeachtet diese ihm nur Wohlthaten erzeigt hatten, denn selten nur verfehlen dergleichen Kranke im Hinblick auf ihr früheres Leiden, das Wohlthätige ihres jetzigen Zustandes einzusehen und dafür denen, welche ihnen während ihrer Krankheit hülfreiche Hand boten, dankbar zu seyn.

Es giebt Kranke, welche die vollste Ueberzeugung haben, daß sie nicht geisteskrank sind und diese Ueberzeugung mit scheinbar so triftigen Gründen und mit solcher Beredsamkeit zu vertheidigen wissen, daß Jeder, der sie nicht näher und schärfer beobachtet und sie namentlich nicht in der Beschäftigung mit ihren Lieblingsvorstellungen belauscht hat, sie zu den Gesunden zählen muß. Der Beleg dazu findet sich in einem in mancher Beziehung sehr merkwürdigen Buche, unter dem Titel: A Narrative of the treatment experienced by a Gentleman, during a state of mental derangement designed to explain the causes and the nature of Insanity, and to expose the injudicious conduct pursued towards many infortunate sufferers under that calamity. By John Perceval, Esq. London, 1840. Der Verfasser, ein Offizier, kam mit religiösen Schwärmern in Berührung, fühlte sich in Folge dessen in seinem Gewissen beunruhigt und wurde wahnsinnig. Er hörte Stimmen, auf deren Geheiß er sich zur Erde mit dem Gesicht auf den Boden werfen, sich auf dem Scheitel herumdrehen mußte, hielt sich für den Vorläufer der zweiten Erscheinung Christi, hatte Erscheinungen u. s. w.

In eine Irrenanstalt gebracht, weigerte er sich, sich in die Ordnung des Hauses zu fügen, widersetzte sich den Wärtern, machte Versuche zu entfliehen, schrieb eine Menge von Briefen an seine Verwandte und Bekannte, worin er sich bitter über ihre Hartherzigkeit beklagte, mit allen möglichen Scheingründen den Beweis zu liefern suchte, daß er nicht wahnsinnig sey, und categorisch seine Entlassung verlangte. Wirklich war in seinem Gesundheitszustande insofern eine günstige Veränderung eingetreten, als er jetzt seinen Visionen, seinen Wahnvorstellungen keine Realität mehr zuschrieb, sie als Krankheitssymptome erkannte und sie zu bekämpfen vermochte. In eine andere Irrenanstalt versetzt, wo ihm eine mildere Behandlung zu Theil geworden zu seyn scheint, als in der ersteren, setzte er sich sogleich wieder in Opposition gegen Arzt und Wärter. Auch hier bestand er darauf, in Freiheit gesetzt zu werden, weil er nicht wahnsinnig sey, obschon es nun bei ihm zur fixen Idee geworden war, er müsse den Arzt der ersten Anstalt gerichtlich verfolgen und zu diesem Zwecke einen Anwalt haben, und obschon er durch keine Vorstellung dahin zu bringen war, sich mit seiner Mutter und seinen Brüdern zu versöhnen, sich Haar und Bart wachsen ließ u. s. w. Seine Absicht, jenen Arzt gerichtlich zu belangen, scheint er nicht erreicht zu haben, und daher wahrscheinlich diese seine Appellation an die öffentlliche Meinung, in der nichts gespart ist, die Irrenanstalten überhaupt, insbesondere aber die, in denen er sich befand, in ein nachtheiliges Licht zu stellen, und welche zugleich den Beweis liefert, welche geistigen Kräfte einem Irren, mit Ausnahme seiner Wahnvorstellungen zu Gebote stehen, wenn es darauf ankommt, seine Verirrungen vor der Welt zu rechtfertigen. Denn, obwohl der Verf. seine Sache mit vieler Gewandheit zu führen und mit blendenden Gründen zu unterstützen weiß, so zweifele ich doch keinen Augenblick daran, daß er seinen Wahnsinn noch nicht abgelegt hatte, als er sein Buch schrieb.

Den Pendant zu Perceval liefert der ungenannte Verfasser des zu Genf im Jahre 1845 erschienenen Buches: Mémoires d'un homme enfermé comme aliéné. Er sucht darzuthun, daß man ihn ohne allen Grund und ohne jede Befugniß unter dem Vorwande, daß er nicht in dem Besitz seiner Vernunft sey, in ein Irrenhaus schändlicherweise eingesperrt habe. Er nennt es geradezu einen Frevel an der Menschheit, wenn man Wahnsinnige dadurch unschädlich zu machen sucht, daß man sie in einen sichern Gewahrsam bringt. Sie sollen frei umherwandeln, indem es Niemanden zukommt, sie in ihren Rechten zu beschränken. Wenn wir der Schilderung des Verf. Glauben schenken dürfen, so sind diejenigen, welche wir mit dem Namen Wahnsinnige und Verrückte bezeichnen, die unschuldigsten Personen von der Welt. Ihr einziges Vergehen ist, daß sie nicht in allen Punkten mit den Ansichten und mit der Handlungsweise der großen Menge übereinstimmen. Und für dieses vermeintliche Vergehen straft man sie härter, als hätten sie schwere Verbrechen begangen.

Man sieht, in diesem Wahnsinn ist Methode; die in ihm Befangenen wollen auch ihren Theil an der Welt haben, und wären sie nicht in der Minorität, wer weiß, ob sie nicht auch eine Macht bildeten, die den Vernünftigen Gesetze vorschriebe.

§. 43.

So ergiebt sich denn aus dieser ganzen Untersuchung, daß die psychischen Krankheiten in ihren verschiedenen Formen kein isolirtes Factum sind, wie man bisher annahm, und daß man geistige Erkrankte nicht nur in den Irrenhäusern zu suchen hat, sondern daß Abweichungen in der geistigen und gemüthlichen Sphäre in geringerem oder stärkerem Grade allenthalben in der menschlichen Gesellschaft anzutreffen sind. Den Irrenanstalten fallen in der Regel nur diejenigen zu, die in ihrem Irrwahne entweder sich selbst oder Anderen schädlich zu werden drohen. If the scattered thoughts, feelings, sayings and doings of almost any individual were sifted and collated with vindictive ingenuity, a verdict might, doubtless, be brought against most, sagt M' Cormac.*)

So wie sich keine absolute Gesundheit des Leibes, so findet sich auch keine der Seele. Wie dort die Thätigkeit eines Systems oder Organs gegen die der übrigen zurücktritt oder übermächtig wird, so auch hier. Es giebt so gut eine Hypertrophie der Phantasie, des Gedächtnisses, der Gefühle u. s. w. (wenn es anders erlaubt ist, diesen Ausdruck hier zu gebrauchen), als eine der Leber oder des Herzens. Es kann nicht als Einwurf gelten, daß eine solche prädominirende Thätigkeit der Seele zu einem Vorzug dessen wird, der sie besitzt; sie bleibt immer eine krankhafte Steigerung, ein Auswuchs am geistigen Lebensbaume, insofern sich dabei ein Deficit auf Seite anderer Seelenthätigkeiten herausstellt, denn nur auf dem Gleichgewicht und der Harmonie aller Seelenthätigkeiten beruht Gesundheit.

Gleichwie nun aber eine erhöhte Sensibilität, eine hervorstechende Ausbildung des Muskelsystems u. s. w. an sich noch keine Krankheit ist, und nur unter begünstigenden Einwirkungen zur Krankheit werden kann, so verhält es sich auch mit jenem Ueberwiegen einzelner Seelenthätigkeiten; sie begreifen nur die Anlage zur Krankheit und als solche sind sie dem Arzte von großer Bedeutung und noch lange nicht in dem Grade gewürdigt, als sie es verdienen.

*) Methodus medendi. London 1842. S. 542.

Ich gebe zu, daß zu dieser geistigen Anlage noch ein körperliches Moment hinzukommen muß, damit Seelenkrankheit entstehe, aber sicher ist es, daß dieses körperliche Moment in vielen Fällen erst durch jene einseitige Richtung der Seele herangezogen wird und so sich Geist und Körper in die Ursache der Krankheit theilen, wie dieß z. B. nach langer geistiger Anstrengung oder nach lange andauerndem Kummer der Fall ist. Es ist aber auch nicht unwahrscheinlich, daß geistige und körperliche Organisation im Verein, schon von Jugend an die Wurzel jener sonderbaren geistigen Anomalien, Gewohnheiten, Bizarrerien, Leidenschaften u. s. w. bilden, aus welcher später die eigentlichen Seelenkrankheiten hervorsprossen, so wie denn überhaupt keine Trennung zwischen Leib und Seele angenommen und ein Erkranken des einen ohne Theilnahme des anderen nicht gedacht werden kann. Der Mensch, als Individuum, ist ein Ganzes, er würde geistig nicht dieses Individuum seyn, ohne gerade diesen Körper zu haben, und umgekehrt; eben deßhalb kann er nun zwar die ihm verliehenen geistigen Fähigkeiten erweitern und seine sinnlichen Neigungen und Leidenschafteu bezähmen, aber nie gegen andere vertauschen oder in das Gegentheil verkehren. Das Talent zur Dichtkunst, zur Mathematik, zu den Sprachen läßt sich da nicht erwerben, wo es fehlt; eben so wenig wird der geborene Geizige ein Verschwender, der Leichtsinnige ein Besonnener, der Tollkühne ein Furchtsamer u. s. w. werden, obschon es in der Macht Aller liegt, den Auswüchsen ihres angeborenen Temperaments ein Ziel zu setzen und ihnen da, wo Zeit und Umstände es gebieten, Zaum und Gebiß anzulegen.

§. 44.

Nur einseitige Richtungen des Geistes wie des Gemüths

sind es also, welche vorzugsweise den Boden bilden, auf dem die Seelenstörungen hervorwachsen, und ich stehe nicht an, selbst in solchen Fällen, wo nachweisbar ein körperliches Leiden mit der psychischen Krankheit verbunden ist, eine solche Anlage von der geistigen oder gemüthlichen Seite aus, als mitwirkend in Anschlag zu bringen. Denn wäre diese Anlage nicht, so würde die körperliche Krankheit für sich allein wohl schwerlich eine solche geistige oder gemüthliche Störung zu bewirken fähig seyn. Finden wir ja alle jene Abweichungen und Fehler der körperlichen Organe, die man in den Leichen Wahnsinniger nachgewiesen hat, auch bei denen wieder, die nie eine psychische Störung erlitten hatten! Wir können daher nur annehmen, daß entweder jene einseitige Richtung des Geistes oder Gemüths in ihrer fortgesetzten Steigerung die somatische Krankheit zur Folge gehabt oder sich mit ihr verbunden, und im Verein mit ihr jene eigenthümliche, aus psychischen und somatischen Elementen zusammengesetzte Form der Seelenstörung erzeugt habe.

§. 45.

Jene einseitigen Richtungen sind es nun aber, die, wo sie bei dem einzelnen Menschen auftauchen, mit allen zu Gebote stehenden Mitteln zu bekämpfen sind, sie mögen nun ihren Ursprung in der Sphäre des Geistes oder des Gemüths haben.

Ich habe im Vorhergehenden alles Das zusammenzustellen versucht, was mir meine eigene Erfahrung über jene sonderbaren Anomalien und Aberrationen, denen die menschliche Seele unterworfen ist, an die Hand gaben.

Es ist nur ein Theil der Erfahrungen eines Einzelnen, denn ihre Zahl ist Legion. Ich habe zu zeigen versucht, daß sie auf einer Reihe mit den sogenannten Geisteskrankheiten stehen, gleichsam die Prototypen derselben sind, und unter günstigen Verhältnissen in sie übergehen können. Ich habe ferner zu zeigen gesucht, daß auch die gemüthliche Sphäre ihre krankhaften Aberrationen hat, wie die geistige, und daß dieß Affecte und Leidenschaften sind, ja, daß selbst die Leidenschaften, stets genährt und gepflegt und zur Gewohnheit geworden, die Willenskraft dergestalt überwältigen, daß die in ihnen begangenen Verbrechen mit einer wirklichen Lust und aus einem blinden Trieb begangen werden, von dem wir wenigstens nicht wissen, ob er nicht den unfreien Ausbrüchen des Wahnsinns gleich steht. Ich habe endlich darzuthun mich bemüht, daß zwischen dem notorischen Wahnsinn und jenen eigenthümlichen geistigen und gemüthlichen Anomalien nur eine sehr schmale Linie bestehe, ein Umstand, der es nicht allein sehr wünschenswerth macht, daß unsere gerichtlichen Aerzte das Studium der Psychiatrie mit mehr Eifer betreiben, als es noch hier und da geschieht, sondern daß auch unsere Criminalisten in vorkommenden Fällen mehr mit den Augen des Psychiatrikers sehen, und schon bei ihren Verhören die Rücksicht auf psychische Anomalien, die dem Verbrechen so nahe stehen, nicht verabsäumen mögen. Einer unserer ausgezeichnetsten Schriftsteller im Gebiete der Seelenkunde spricht sich hierüber in folgenden, wohl zu beherzigenden Worten aus: „Die manchfachen, complicirten Uebergangs- und Mischungsformen zwischen Wahnsinnigen und Verbrechern, d. h. zwischen denen, welche der sittlich-freien Selbstbestimmung, der Vernunft, bei ihren Handlungen nicht folgen können wegen Krankheit, also aus Unwillkührlichkeit, wenn sie auch wollen und wollten, und denen, welche der sittlich-freien Selbstbestimmung und Vernunft bei ihren Handlungen nicht folgen wollen wegen bösen Willens, also aus Absicht und Willkühr, obgleich sie es können, sind in psychisch-gerichtlicher Hinsicht und namentlich in Bezug auf Bestimmung der Zurechnungsfähigkeit, auf Recht und Gerechtigkeit, die schwierigsten und folgenreichsten. Wie manches Beispiel könnte auch ich nachweisen, daß Menschen, welche Jahre lang wegen ihrer Handlungen strafrechtlich in Gefängnisse, Corrections- und Zuchthäuser umher gesteckt waren, zuletzt erst dahin abgegeben wurden, wohin sie gleich Anfangs gehörten, nämlich in Irrenanstalten, leider aber in Folge jenes früheren Verfahrens nicht mehr für Heilanstalten, sondern nur für Pflegeanstalten, als unheilbare geeignet waren!" *)

Mehr noch aber sind dergleichen Aberrationen zu überwachen, wenn sie sich aus ihren ersten Keimen entwickeln und da, wo sich ihre Spuren finden, zeitig genug zu vertilgen. Die Keime dazu liegen in jedem Menschen und kaum hat das Kind die Mutterbrust verlassen, und fängt an, sich mit der äußeren Welt in Beziehung zu setzen, so versucht es schon seinen eigenen Weg zu gehen, bald schon zeigen sich die Vorläufer seines künftigen Temperaments, seiner Zu- und Abneigungen, aus denen sich später seine Affecte und Leidenschaften, so wie die besonderen Richtungen seiner geistigen Thätigkeiten entwickeln. An und für sich liegt hierin noch keine Aberration, es ist lediglich nur die Entwickelung individueller Kräfte, wie sie das Individuum bezeichnen und die sich etwa schon verrathenden Aberrationen würden in ihre Gränzen zurückgewiesen, das Gleichgewicht der Kräfte erhalten werden, wenn nicht die ersten Einwirkungen, denen das kindliche Gemüth ausgesetzt ist, von Menschen ausgingen, die selbst nicht fehlerfrei sind, von Eigenheiten, übeln Gewohnheiten, Neigungen und Leidenschaften beherrscht werden und

---

*) Damerow in allgem. Zeitschrift für Psychiatrie und psychisch-gerichtliche Medicin. I. Bd. 3. Hft. S. 428.

ähnliche in dem Kinde noch schlummernde Keime auf unüberlegte Weise hervorriefen.

„Jede sittliche Eigenthümlichkeit bedarf ihrer Gränzberichtigung zur Ausbildung des entgegengesetzten Kraftpols," sagt Jean Paul Fr. Richter in seiner Levana.*) — „Uebrigens bleib' es Gesetz, da jede Kraft heilig ist, keine an sich zu schwächen, sondern nur ihr gegenüber die andere zu erwecken, durch welche sie sich harmonisch dem Ganzen zufügt. So werde zum Beispiel eine überweich liebende Seele nicht etwan ausgehärtet, sondern nur die Macht der Ehre und der Klarheit werd' in ihr verstärkt; so werde der kühne Charakter nicht furchtsam gemacht, sondern nur liebend und klug gebildet."

§. 46.

Die Ueberwachung und wo es nöthig ist, die Beschränkung geistiger und gemüthlicher Abweichungen, muß von der häuslichen Erziehung ausgehen, denn je näher ihrem Ursprung, desto leichter wird sie das beobachtende Auge entdecken, und desto leichter werden sie in ihre normalen Gränzen zurückgewiesen werden können, während es später, wo der Mensch an Selbständigkeit gewinnt, sich mehr selbst überlassen ist, und im Verein mit mehreren seines Alters nicht von seinen Lehrern bis auf seine kleinen Angewohnheiten, Neigungen, Affecte und Leidenschaften hinreichend controlirt werden kann, höchst schwierig, ja oft unmöglich wird, ihn davon zu befreien. Und doch wie selten bietet gerade die häusliche Erziehung dem Kinde die rechten Heilmittel gegen diese ersten Keime psychischer Aberrationen? wie oft ist sie

*) Jean Paul's sämmtliche Werke. VIII. Liefer. I. Bd. S. 42. Berl. 1827.

nicht gerade der Grund und Boden, in dem sie wurzeln? Wie viele Väter und Mütter giebt es nicht, die in der Affenliebe ihrer Kinder so weit gehen, daß sie ihnen keinen Wunsch versagen zu dürfen glauben? die manche noch schlummernde sinnliche Begierde durch aufgedrungene Genüsse erst wecken, Seele und Gemüth durch unzeitige Nachgiebigkeit verweichlichen, ja sich sogar an manchen Unarten und schlechten Angewohnheiten belustigen, und selbst, wenn sie strafen, durch Leidenschaftlichkeit und Unbesonnenheit mehr verderben, als gut machen? Wie viele Eltern endlich giebt es nicht, die in Gegenwart ihrer Kinder zanken, streiten, lügen, mit einem Worte, ihren Affecten und Leidenschaften den Zügel schießen lassen und so diesen ein Beispiel zu geben, das eindringlicher und nachhaltiger wirkt, als alle Ermahnungen und sittlichen Lehren eines ganzen Jahres. Von welchem heilsamen Einfluß im Gegentheil das Beispiel der Liebe und Duldung ist, dieß beweisen die Kinder der Quäker, die, obschon sie körperlich nicht gestraft werden, doch sich durch Milde des Charakters vor anderen Kindern ihres Alters auszeichnen.

§. 47.

Von geringerem Einfluß auf die Beschränkung und Vertilgung geistiger und gemüthlicher Aberrationen ist die Schule, obwohl sie da, wo die häusliche Erziehung ihrer Bestimmung ein Genüge leistet, als mitwirkendes Mittel von großer Bedeutung erscheint. Wo aber dieß nicht der Fall ist, da sind Lehre und Beispiel unzureichend, denn mag immerhin der Lehrer verbieten und bestrafen, was Unrecht ist, dulden es nur die Eltern oder sanctioniren es durch ihr eigenes Beispiel, so bleibt die Entscheidung des Kindes in der Regel nicht zweifelhaft, ja ein solches Mißverhältniß führt noch obendrein zur Heuchelei; das Kind bekämpft seine übeln Angewohnheiten, seine Fehler und Leidenschaften, so lange es unter den Augen des Lehrers ist, um ihnen zu Hause desto freier und ungestörter zu fröhnen.

Dazu kommt, daß es eine für den Lehrer unlösbare Aufgabe ist, bei einem größeren Kreis von Kindern die Angewohnheiten und Fehler des Einzelnen hinreichend zu überwachen, und sich mit der Beseitigung und Ausmerzung derselben speziell zu beschäftigen. Nur große und in die Augen fallende Fehler und Vergehen können gerügt und bestraft werden. Aber auch hier dringt die Rüge und Strafe selten bis auf den eigentlichen Kern des Uebels. Umänderung des Charakters wird dadurch selten bewirkt, aufsprossende Leidenschaften werden nicht im Keime erstickt, übele Gewohnheiten nicht vertilgt. Dazu gehört eine stete Wachsamkeit von Seiten der Eltern und aller Derer, die dem Kinde am nächsten stehen, eine Wachsamkeit, die sich nicht allein darauf beschränken darf, dergleichen Aberrationen zu rügen und zu bestrafen, sondern (und dieß namentlich bei aufkeimenden Leidenschaften) der krankhaften Abweichung das passende Gegengewicht zu geben; so z. B. bei Anlage zur Verschwendung den Sinn zur Sparsamkeit, bei der zum Geiz das Gefühl des Mitleidens und Mittheilens zu erregen u. s. w.

§. 48.

Obwohl nun die Schule ohne eine zweckmäßige häusliche Erziehung unmittelbar nur wenig zur Unterdrückung und Beseitigung übeler Angewohnheiten, verkehrter Verstandesrichtung, beginnender Leidenschaften u. s. w. zu thun vermag, so ist sie doch von einer anderen Seite ein kräftiges Gegenmittel gegen dieselben, insofern sie durch Erweiterung der Verstandessphäre, durch religiöse Bildung, und durch die Hinweisung auf die großen geschichtlichen Vorbilder des

Menschengeschlechts den Willen kräftigt und das sittliche Gefühl erweckt und stärkt. Es ist keinem Zweifel unterworfen, daß durch Entwickelung der Intelligenz und durch tiefere Einsicht in das Wesen der Dinge, so wie durch die stete Richtung und Hinweisung auf das sittliche Moment, der Mensch allmälig auch zur Einsicht seiner Fehler gelangt, sich moralisch gehoben fühlt und daß er durch Kräftigung seines Willens fähiger wird, seinen übelen Gewohnheiten, Neigungen und Leidenschaften zu widerstreben. Wir sehen daher auch, daß Menschen, denen es vergönnt gewesen ist, unter der Leitung guter Lehrer, einen höheren Grad wissenschaftlicher und sittlicher Ausbildung zu erlangen, weniger jenen geistigen und gemüthlichen Aberrationen verfallen und namentlich weniger den an das Thierische gränzenden Ausbrüchen roher Leidenschaften unterworfen sind, als solche, die, sich größtentheils selbst überlassen, ohne Unterricht und ohne sittliche Bildung aufwuchsen. Nur eine zweckmäßige Erziehung, eine angemessene Bildung des Verstandes und eine frühzeitige Erweckung und Kräftigung des sittlichen Gefühls sind daher der Fonds, den wir im Kindesalter sammeln und der dann nachhaltig für das ganze übrige Leben fortwirkt und vor jenen geistigen und gemüthlichen Anomalien bewahrt.

§. 49.

Aber wie weit sind wir noch von dem Ziele einer allgemeinen Menschenbildung entfernt? wie viele Kinder der ärmeren Volksklasse besuchen die Schule entweder gar nicht oder doch nur selten, theils weil sie schon im frühen Lebensalter die Eltern in der Arbeit unterstützen und die zum Lebensunterhalt nöthigen Mittel herbeischaffen müssen, theils weil sie aus Nachlässigkeit die Schule nicht besuchen mögen und von leichtsinnigen Eltern und Lehrern nicht dazu angehalten werden? So entbehren denn nicht wenige Menschen von Kindheit an schon des kräftigsten Mittels, sich in der Zukunft vor geistigen und gemüthlichen Aberrationen, vor dem Versinken in die Abgründe der Leidenschaft und Sünde zu bewahren. Es kommt bei ihnen zu keiner durchdringenden Erkenntniß der Wahrheit, zu keinem Ideal sittlicher Größe. Sich selbst überlassen, ja der steten Einwirkung der Verführung und des bösen Beispiels bloßgestellt, wie könnten da die sparsamen Keime des Guten, die sich durch den Mund des Lehrers hier und da noch in sie eingesenkt haben, Wurzel fassen und Früchte tragen? Auch das sittliche Gefühl im Menschen will geweckt, gepflegt werden, wenn es nicht wie die edele Pflanze unter Dornen verkümmern soll. Man spreche nicht von dem Beruf zum Guten, von dem Gewissen, das dem Menschen eingeboren; auch sie sind Eigenschaften des Menschen, die nur dann zur Blüthe gelangen, wenn sie frühzeitig genährt und durch Erziehung gestärkt und befestiget werden. Auch die Tugend wird Gewohnheit, die am Ende des Kampfes kaum mehr bedarf, und es ist wohl kaum mehr zu bezweifeln, daß wenn eine zweckmäßige Erziehung und Bildung erst ein Allgemeingut der Menschen geworden seyn würde, auch Vergehen gegen göttliche und menschliche Gesetze seltener werden würden.

§. 50.

Je mangelhafter Erziehung und Unterricht in den früheren Lebensaltern sind, desto weniger vermag der ausgestreute Samen des Guten Wurzel zu schlagen, desto leichter verlöscht die Erinnerung an Lehre und Beispiel, desto schwächer bleibt der Wille, desto williger giebt sich das Herz den verlockenden Einflüssen des Bösen und der Verführung hin. Der Mensch, der Schule entlassen, tritt selbständig in die

Welt und alle in ihm liegenden Neigungen und Leidenschaften erwachen jetzt in neuer Stärke, weil er sich entweder aller Fesseln baar uud ledig sieht, oder weil er sich ihrer vermöge des in ihm erwachenden Freiheitstriebes auf alle Weise zu entschlagen sucht. Während in den höheren Kreisen der menschlichen Gesellschaft noch die Gesetze des Anstandes und der Gesittung, das Beispiel der Gebildeten und Erleuchteten dem Hervortreten leidenschaftlicher Ausbrüche einen Damm entgegensetzen, und selbst dem weniger Gebildeten eine gewisse Achtung und Furcht einflößen, fallen in den niederen Kreisen alle Schranken und es handelt sich hier nur um denjenigen Grad von Klugheit, der zur Verdeckung einer unerlaubten Handlung erforderlich ist, um seinen verderbten Neigungen und Leidenschaften freies Spiel zu lassen.

Dazu kommt, daß Menschen dieser Classe in der Regel sich nur schwer die nöthigen Lebensbedürfnisse zu erringen vermögen, mit Noth und Elend zu kämpfen haben und stets mit neidischen Augen auf die Wohlhabenderen und ihre Genüsse hinblicken. Bei weitem die meisten Verbrechen, die von dieser Menschenclasse begangen werden, sind Folge überwiegender Sinnlichkeit, der Genußsucht. Es darf uns daher nicht Wunder nehmen, wenn unsere Gefängnisse und Zuchthäuser größtentheils mit Menschen aus dieser Classe angefüllt sind und es ist keineswegs als ein Vorzug der Vornehmeren und Reicheren anzusehen, wenn diese nicht gleichen Verbrechen anheimfallen. Was besitzt nicht Alles der Reiche, der Vornehme, woran der Arme Mangel leidet und um wie viel größer sind die Versuchungen, denen dieser in seiner beschränkten Lage ausgesetzt ist? Sinkt auch der Vornehme und Reiche seltener zu Verbrechen herab, wie sie bei dem Armen vorkommen, so ist er darum nicht weniger bösen Neigungen und Leidenschaften und ihren Folgen Preis gegeben. Man denke an Geiz, Verschwendung, Wollust, Grausamkeit gegen Untergebene, Spielsucht u. s. w.

§. 51.

Der Arme, aus dem väterlichen Hause und der Schule entlassen, entbehrt ferner beinahe gänzlich eines belebenden Princips für Aufrechthaltung und Kräftigung des sittlichen Gefühls in ihm. Von der einen Seite Noth und Mangel, der Wunsch, seine Lage zu verbessern, sinnliche Begierde, Beneidung dessen, der mehr besitzt, als er und seinen Besitz leichter erwirbt, die manchfaltigen Lockungen der Verführung u. s. w., und was von der anderen? — Höchstens die schwachen, bald verfliegenden Nachklänge aus der Schulzeit, eine sonntägliche kalte Predigt, die er halb oder gar nicht versteht, wenn er sich anders gestattet, sich in seinem zerlumpten Kleide an heiliger Stätte einzufinden, und endlich der drohende Arm der Gerechtigkeit, der das Schwerdt über seinem Haupte schwingt, dagegen keine Belehrung, keine Erhebung aus der physischen und moralischen Verkümmerung, keine Ermahnung zur Umkehr, kein Wort des Trostes für seine leidende Seele! Kann es uns Wunder nehmen, wenn da der schwache Wille die letzte Stütze verliert, wenn die sinnliche Begierde über ihn das Uebergewicht gewinnt, und die Leidenschaft nicht selten selbst das Leben einsetzt, auf die ungewisse Hoffnung hin, daß ihre lichtscheue That vielleicht von dem Dunkel der Nacht verhüllt werde?

§. 52.

Es ist nicht zu verkennen, daß zwischen der Bildung der höheren und der niederen Stände noch eine große Kluft besteht, die so lange nicht ausgefüllt werden wird, als wir uns besser dünken, als der arme mit der Noth und dem Mißgeschick ringende Mensch, als wir in ihm nur den niederen Paria sehen, der zu unserem Dienste geschaffen ist, und als wir nur von Verbesserung des Menschengeschlechts schwärmen, ohne Hand an das Werk zu legen und den sittlich tiefer Stehenden und Gefallenen zu uns herauf zu ziehen. Unsere Einwirkung auf die Massen des Volks hört fast ganz auf mit der Schule und findet in unseren kirchlichen Zusammenkünften nur eine schwache bei weitem nicht hinreichende Stütze, um das sittliche Gefühl wach zu halten und den Willen zum Guten zu befestigen. Unsere Religionslehrer stehen dem Volke zu fern, ihr Einfluß ist nicht der einer kräftigen Fortbildung und Erhebung, wie sie der Mensch im Gewühle der Welt und in der Hingebung an rein materielle Interessen bedarf. Die Philosophen des Alterthums hatten ihre Schüler, die Apostel ihre Gemeinden, in und mit denen sie lebten, mit denen sie die wichtigsten Angelegenheiten der Menschheit besprachen und so das Interesse an Wahrheit und Tugend aufrecht erhielten. Noch jetzt senden wir Missionaire zur Belehrung der Heiden in alle Welttheile, während sich unter uns Menschen befinden, die in Hinsicht ihrer sittlichen Bildung jenen Heiden wenigstens gleich, wo nicht unter ihnen stehen. Von welcher bedeutenden Einwirkung aber der persönliche Verkehr einzelner hervorragender, zum Herzen des Volks sprechender Männer auf das sittliche Gefühl ist, dieß beweist in neueren Zeiten das Beispiel des Vater Mat-thew in Irland. Wohin wir auch blicken mögen, ein solches Erregungsmittel, was den Trägen und Strauchelnden aus seiner Lethargie aufrüttelte, was ihn zur Einkehr in sich selbst, zur Ermuthigung im Kampfe gegen seine sinnlichen Begierden und Leidenschaften bestimmen könnte, fehlt uns ganz. Wir fordern eine solche Ermannung als Pflicht und Schuldigkeit, während es uns, die wir durch bessere Erziehung und besseren Unterricht wie durch fortgesetzten Umgang mit gebildeten und gesitteten Menschen doch auf einem festeren sittlichen Boden stehen, nicht minder schwer wird, nur über unsere kleinen Leidenschaften Herr zu werden; ja, wir bedenken nicht, wie unendlich viel schwerer der Sieg demjenigen werden muß, dem nicht allein jene Bildungs- und Kräftigungsmittel fehlen, sondern auch noch Entbehrung, Noth, Kummer und Sorge das Festhalten an Recht und Wahrheit erschweren.

Es ist schwer zu sagen, wie diesem Uebel abzuhelfen sey. Doch zeigen sich hier und da einzelne Sterne, die den Weg bezeichnen, welcher einzuschlagen seyn möchte. Pestalozzi und nach ihm Emanuel Fellenberg in Hofwyl waren vielleicht die ersten, denen die Noth des Volkes zu Herzen ging und die durch ihre Erziehungsinstitute die Arbeitsfähigkeit mit der sittlichen Bildung gleichmäßig zu entwickeln und so die unteren Classen auf einen höheren Standpunkt zu erheben suchten. Wahrscheinlich in Folge ihres Beispiels entstanden die schweizerische Rettungsanstalt für Knaben in der Bächtelen bei Bern und die Armenkolonie Ostwald bei Straßburg.*) In Deutschland besteht meines Wissens bis jetzt keine ähnliche Anstalt, wohl aber haben sich an mehreren Orten Vereine zur Besserung und Unterbringung von Sträflingen und zur Erziehung verwahrloster Kinder gebildet, die guten Fortgang zu haben scheinen. An den segensreichen Folgen solcher Anstalten und Vereine ist nicht zu zweifeln. Besonders ist zu hoffen, daß die letzteren nicht allein manchen erst im Anfang der verbrecherischen Laufbahn Begriffenen der menschlichen Gesellschaft wieder gewinnen,

---

*) S, Deutsche Vierteljahrsschrift. 1. H. 1845. S. 51.

sondern auch im Allgemeinen die menschlichen Herzen gegen solche Gefallene weicher stimmen werden, damit man nicht immer nur an Abschreckung und Strafe, sondern auch an Besserung und Schutz vor ferneren Vergehen denke, und die einmal in jene Häuser der Schande und des Verderbens Verbannten nach ihrer Entlassung nicht mehr gleich Pestkranken behandle, deren Annäherung und Berührung man fliehen müsse, statt ihnen die hilfreiche Hand zur Befreiung von Sünde und Untergang zu reichen. Mancher, der jetzt wie Cain vergeblich eine Ruhestätte sucht und nicht findet, würde an der Hand der Liebe wieder für das Gute gewonnen werden können, denn so mächtig auch der Reiz leidenschaftlicher Begierden ist, eben so mächtig, wo nicht mächtiger, ist die Gewalt der Liebe, wenn sie den Wankenden und Gefallenen in ihren Schutz nimmt und ihn zum Bewußtseyn seiner sittlichen Würde zurückführt. Das schönste Vorbild einer solchen allgemeinen Menschenliebe ist uns in der christlichen Religion gegeben, deren Begründer, im Bewußtseyn der Schwäche der menschlichen Natur, sich auch des Gefallenen annahm und noch für seine Feinde am Kreuze bat. Wenn wird die Zeit kommen, wo wir uns nicht allein in Worten, sondern auch in Thaten als seiner würdige Jünger bekennen werden?

FSC
www.fsc.org
MIX
Papier | Fördert
gute Waldnutzung
FSC® C083411

Zeitfracht Medien GmbH
Ferdinand-Jühlke-Straße 7
99095 Erfurt, Deutschland
produktsicherheit@kolibri360.de